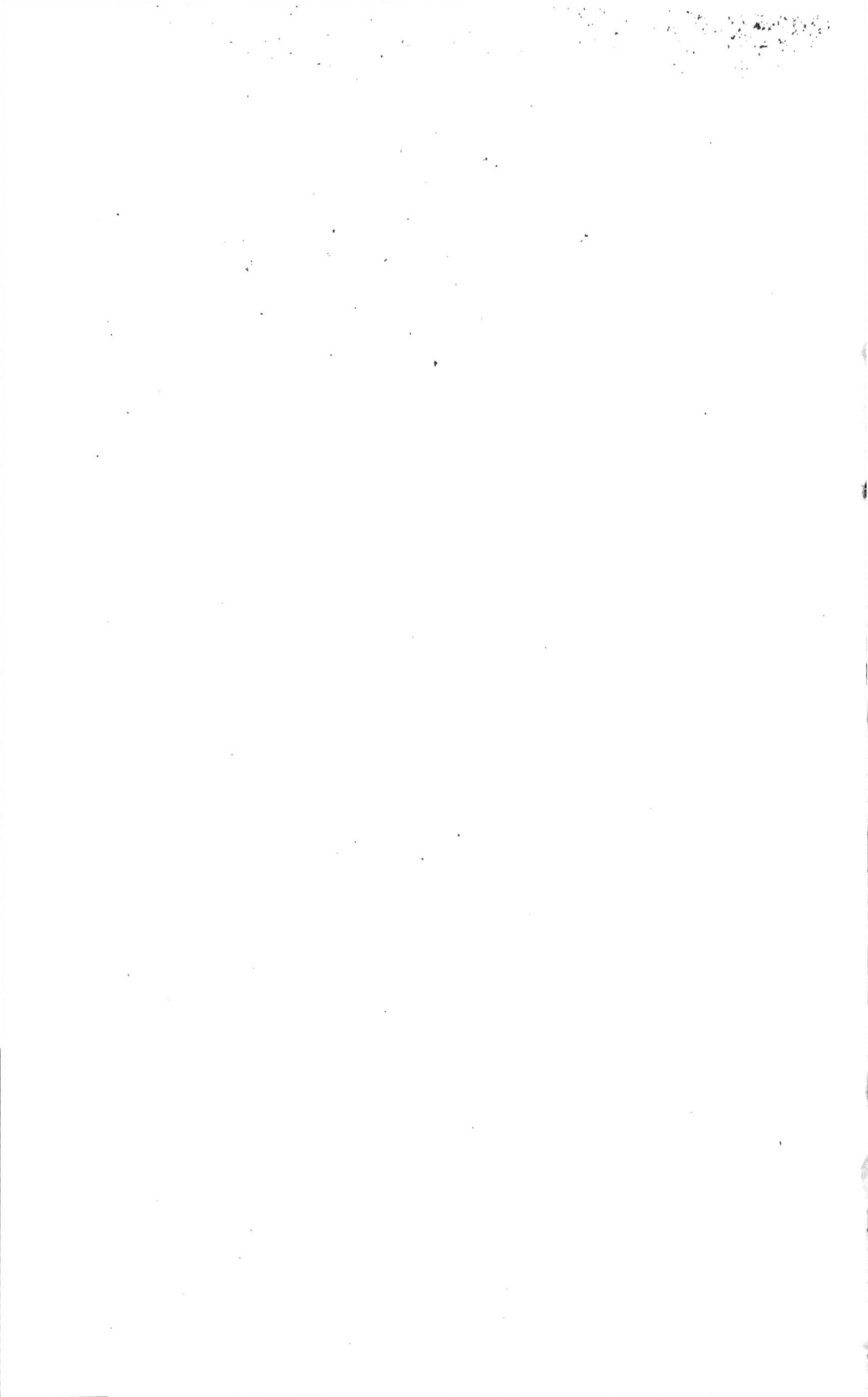

LE CHOLÉRA DEVANT L'HUMANITÉ.

LE CHOLÉRA

DEVANT L'HUMANITÉ

PAR

ÉDOUARD FERAUD,

DOCTEUR EN MÉDECINE.

Toute science a pour but la prévoyance.
(*Principe de Philosophie positive.*)

Empêcher une épidémie grave de se développer, c'est rendre à l'humanité un service
beaucoup plus éminent que d'attendre qu'elle
ait pris naissance pour la combattre, même
lorsqu'on est sûr de le faire avec succès.

(MM. Roche et Sanson, *Elémens de Pathologie
médico-chirurgicale*, t. 1. p. 1020.)

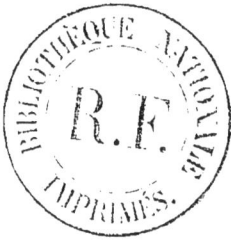

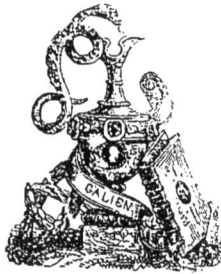

MARSEILLE

IMPRIMERIE NATIONALE. — ASSOCIATION D'OUVRIERS,
Quai du Canal, 9.

—

1849.
1850

AVANT-PROPOS.

Une nouvelle brochure sur le Choléra, c'est une unité ajoutée à des mille. Or, nous ne voulons pas verser une goutte de plus dans un vase qui déborde. Cette goutte, au contraire, doit être la première que recevra un vase vide dans lequel d'autres viendront ensuite épancher leur coupe : car l'humanité a hâte qu'il soit empli.

Maintenant, le premier vase est plein d'un liquide hétérogène, mélange indigeste de toute sorte de liqueurs, réunion sans vertu de drogues âcres et puantes : ce sont tous les remèdes préconisés contre le Choléra, qui devaient le combattre et le terrasser, et qui ne lui ont seulement pas effleuré l'épiderme, à preuve qu'il se porte à merveille et qu'il nous promet tantôt une nouvelle visite.

Le second vase ne contiendra qu'une sorte de liqueur, limpide, homogène et tellement énergique que ses effets seront instantanés ; poison sûr et subtil qui tuera le Choléra sans coup férir, radicalement, sans que jamais, comme le phénix, il renaisse de sa cendre.

Et c'est de cette liqueur que nous venons apporter la recette, afin qu'on en fasse promptement usage.

LE CHOLÉRA

DEVANT L'HUMANITÉ

Par Edouard FERAUD, Docteur en Médecine.

———————————

I

> Medici nihil prodesse ægrotantibus possunt,
> si morborum causas ignorant.
>
> (POLYBE.)

> Nulle part l'art médical ne peut revendiquer
> l'honneur d'avoir connu le mal et d'en avoir
> triomphé.
>
> *(Archives de la Médecine homœopathique,* tom. 2.)

La santé est l'état normal de l'homme. Quand il est malade, qu'il souffre, c'est qu'il a cessé d'être en harmonie avec lui-même ou avec les milieux qui l'entourent. Comme être matériel, l'homme est soumis aux mêmes lois, aux mêmes influences que celles qui régissent la matière, et, par conséquent, à tous les changements qu'elle est susceptible d'éprouver : seulement, ces lois, fonctionnant chez lui dans une organisation plus parfaite, plus compliquée, s'exécutent dans un exact équilibre, et de leur concours régulier résulte le jeu des organes, la vie. Mais si, par son côté matériel, il participe aux lois générales, par son intelligence et la haute mission dont il est revêtu sur la terre, il a puissance de les maîtriser et, d'une certaine manière, de les assujettir à sa volonté. Lors donc qu'une grande calamité le menace, loin de déplorer fatalement sa destinée et d'en attendre, resigné, les funestes conséquences, il doit s'élancer au devant du danger, l'envisager sous toutes ses faces, et, courageux athlète, s'apprêter à le surmonter.

Quelle que soit la diversité des causes qui produisent les maladies, tout le cortége de celles qui assiégent incessamment l'espèce humaine, lui vient nécessairement du milieu matériel et du milieu social dans lesquels elle vit. De là deux ordres de causes : 1° les unes, obéissant à l'action des agents et des forces de la nature, sont d'origine matérielle ; 2° les autres, étant le résultat de la forme sociale adoptée, sont purement sociales. (1)

Pour lutter avec avantage contre leur action destructive, l'homme, en outre de ses besoins et de ses facultés, a reçu l'intelligence qui crée à son tour. C'est l'intelligence qui a produit la science et les institutions plus ou moins imparfaites qui régissent les sociétés ; c'est donc à la science et aux institutions, ses tuteurs naturels, à préserver l'humanité des maux qui la menacent.

Mais l'intelligence humaine n'a pas, comme Minerve, atteint, en naissant, à l'apogée de sa puissance. Soumise

(1) Nous ne parlerons dans ce travail que des causes matérielles, parmi lesquelles le Choléra trouve sa place, nous réservant, une autre fois, de traiter des causes sociales des maladies.

elle-même à la loi constante du progrès, elle a dù passer par des phases graduelles de développement. Dans le long et laborieux enfantement de ses créations successives, agriculture, industrie, arts, sciences, institutions, il s'en faut de beaucoup qu'elle ait toujours suivi la méthode la plus rationnelle, fait le meilleur usage de toutes ses forces. Plus d'une fois, au contraire, trompée par des guides infidèles ou manquant de foi en la virtualité de son principe, elle s'est égarée ou est restée en arrière sur le chemin qu'elle devait parcourir. Ainsi la médecine se ressent, encore de nos jours, des erreurs et de l'incertitude de ses premiers pas, et le milieu social actuel est loin de réaliser les conditions les plus avantageuses au bonheur légitime des peuples.

De là il est résulté que la science médicale, qui avait mission de prévenir les maladies, et de remonter pour cela aux causes premières, non seulement pour en pénétrer l'essence et en apprécier les effets, mais essentiellement afin d'en atteindre les germes jusques dans leur source, n'a plus été que la science, obscure et conjecturale, d'appliquer, plus ou moins heureusement, des remèdes souvent incertains.

De leur côté, les gouvernements, loin de mériter la confiance et l'amour des peuples, en suivant franchement la ligne des améliorations sociales, se sont renfermés dans un étroit egoïsme, et n'ont pas su mieux s'entendre pour prévenir le Choléra, que pour conjurer les guerres ou empêcher les progrès de la misère : leur impéritie est la même contre tous les fléaux. Exclusivement livrés à des préoccupations politiques, le système répressif le seul à leur usage, il l'usent tout entier à comprimer l'esprit d'indépendance qui pénètre les masses, incapables qu'il sont de les diriger autrement.

Et, concurremment, les gouvernements et la science, qu'on vit, à d'autres époques, unis dans une pieuse sollicitude, emprunter la sanction divine pour inscrire, jusques dans les codes, l'hygiène des nations (1), abandonnant les traditions anciennes, ont refusé leurs concours à cette grande pensée humanitaire, la conservation des peuples, première de toutes les lois, *salus populi suprema lex esto*.

Aussi, quand le mal asiatique s'avançait terrible et menaçant, ou bien lorsque déjà les populations râlaient sous les étreintes de sa main de fer, on les a vus s'agiter en vain dans leur impuissance; leur jeter, pour tout secours, les vieux et ridicules préservatifs des quarantaines, des cordons sanitaires, des instructions officielles; et puis, après les ambulances improvisées, les salles encombrées d'un hôpital, et, dernier acte de ce drame lugubre, la fosse commune, toute large béante, pressée d'engloutir les victimes. C'est qu'ayant perdu la conscience de leurs devoirs envers l'humanité, l'esprit de vie s'était retiré d'eux, et, dans leur déplorable stérilité, ils n'avaient su rien prévoir, rien préparer, rien ordonner. Alors, privée de ses guides naturels, la santé des hommes a été abandonnée aux seules ressources de l'individualisme, et aux chances capricieuses du hasard.

En déversant sur les pouvoirs conservateurs des sociétés le blâme qu'ils ont encouru, nous devons cette justice aux médecins individuellement, qui, presqu'en tous lieux, n'ont pas reculé devant l'accomplissement d'un périlleux devoir; et si des préventions,

_____

(1) Moïse, lois sur la lèpre; l'Eglise catholique; Mahomet; Franklin.

des soupçons injurieux même, ont parfois accueilli leur dévouement, ces injustes clameurs n'ont eu de l'écho que parmi les masses ignorantes, égarées par la frayeur. Toutefois, le defaut d'une base fixe, d'une doctrine unique qui ralliât toutes les opinions médicales, a dû nécessairement réfléchir sur la pratique les incertitudes de la théorie. Il nous faut, dès lors, en historien fidèle, constater ces résultats divergents, et esquisser brièvement les systèmes principaux qui ont divisé les interprètes de la science sur ce grave sujet.

Pour juger le Choléra au seul point de vue général qui convient, on ne doit pas en limiter l'observation aux faits d'une seule localité, sans se préoccuper de tous les autres, et d'un immense horizon ne retracer, dans un petit cadre, que quelques points isolés ; il faut, au contraire, embrasser à la fois la vaste scène sur laquelle il s'est produit, le suivre pas à pas dans sa marche, recueillir, en tous lieux, un grand nombre de faits, les grouper avec ordre, les comparer, et remonter ainsi, par une large synthèse, à cette grande entité morbide qui, effrayante et terrible, s'est jouée de tous les obstacles.

Les contrées marécageuses comprises dans le delta du Gange, aux nombreuses embouchures, sont, depuis longtemps, le foyer endémique du Choléra-morbus asiatique. Toutefois, jusqu'en 1817, on ne se souvient pas qu'il fût encore sorti des lieux de son origine (1) : seulement, à des temps indéterminés et sous des influences locales inconnues, le rayon dans lequel son ac-

(1) Des auteurs pensent que la peste noire, qui ravagea le monde vers le milieu du quatorzième siècle et qui enleva, à l'Europe seule, vingt-cinq millions d'individus, n'était autre que le Choléra.

tion était ordinairement circonscrite, s'étendait plus ou moins. A cette époque il franchit inopinément ses limites et se répand sur les deux hémisphères qu'il remplit d'épouvante et de deuil. En 1837, Marseille le subit pour la troisième fois. Plus tard, après une période de moins de dix ans, et alors que des souvenirs affligeants commençaient à s'effacer, nous le voyons reparaître de nouveau en Europe, avec le même air menaçant, et les mêmes caractères de gravité et de violence.

A son approche les peuples sont frappés de terreur, les relations sociales sont interrompues, les sentiments perdent leur expression, les liens affectueux leur empire. Au milieu de la confusion universelle, l'humanité compte ses plus mauvais jours.

Nous ne le suivrons pas à travers les pays immenses qu'il a parcourus ; son histoire est la même partout ; sa marche géographique est assez connue. On a calculé sa vitesse, noté sa direction et toutes les influences qui ont paru le modifier. Ces détails, purement historiques, seraient sans intérêt nouveau et sans aucun profit pour notre sujet. Nous n'essaierons pas davantage de traduire les impressions diverses qui, sur son passage, ont profondément remué la fibre sensible des peuples. Car si, toujours le même, il a partout frappé ses victimes de la même manière, sans aucune distinction de race, de sexe, d'âge ; à Calculta, comme à New-York ou à Archangel ; les civilisations diverses qu'il a traversées, doivent avoir gardé une empreinte différente selon les climats, les croyances et tous les autres mobiles du cœur de l'homme. Aux coups d'un ennemi invisible le fataliste oriental a reconnu la Divinité et courbé la tête sans se plaindre ; les scènes de vivacité méridionale ont contrasté avec l'indifférence flegmatique de l'habitant du nord, et bien souvent, dans les pays les plus civilisés, les mille exigences de la vie ont fait taire toutes les craintes. Ainsi chaque peuple a réfléchi dans son langage les sentiments qui le dominaient, et dans cet immense cri de détresse, confusion de toutes les voix, toutes les notes de la gamme passionnelle humaine ont successivement vibré.

Pour un certain nombre de maladies on peut rigoureusement se passer d'une étiologie positive, et satisfaire aux indications qu'elles présentent ; dans les grandes épidémies, la connaissance des causes premières serait un immense bienfait. Cette recherche est la tâche incessante du médecin, qui ne doit céder ni devant les obstacles, ni devant les négations de ces esprits sceptiques qui accueillent les plus généreuses pensées par le découragement de leur âme. Toutefois l'obscurité de cette étiologie a jeté beaucoup de bons esprits, des hommes de science, dans des déviations souvent stériles ou malheureuses.

Dans l'impuissance d'assigner au Choléra une cause appréciable à nos moyens scientifiques, qui pût servir de base à une prophylaxie et à une thérapeutique rationnelles, la plupart des auteurs ne l'ont envisagé qu'au point de vue local. Les faits, insuffisamment observés ou groupés sans méthode, ont fourni des déductions incomplètes. D'autres, désespérant d'expliquer des phénomènes aussi obscurs, en ont rejeté la cause sur un inconnu, *ignotum quid*, caché derrière un voile impénétrable qu'ils ont déclaré ne pouvoir jamais être soulevé. Évidemment les uns et les autres étaient mal placés pour remonter de la généralité des faits à la loi qui les embrasse tous : leur synthèse n'a été que partielle, incomplète et. dès lors, sans résultat positif.

Et pourtant cette force unique doit exister ; elle seule peut expliquer l'universalité des faits. A des effets constants, identiques, indépendants du temps. de l'espace et des accidents variables qui les remplissent, il faut une cause corrélative. Le Choléra, individualité partout et toujours la même, affranchi de tous les milieux, ou tout au plus modifié par ces milieux quant à ses effets, mais doué d'une virtualité qui n'a de terme que ses propres limites, doit, sans aucun doute, se rattacher à cette loi qui peut seule le contenir.

Les opinions les plus accréditées se réduisent à peu près aux suivantes :

I. Broussais et son école n'ont vu dans le Choléra qu'une gastro-entérite plus ou moins intense, avec réaction sur les principaux organes et les centres nerveux. De là le choléra *inflammatoire*,

Il est arrivé, en effet, que des irritations gastriques, intestinales, compliquées de phénomènes nerveux, se sont montrées simultanément avec le Choléra. Mais, sans nier que ces affections, plutôt locales que symptomatiques, aient pu recevoir l'empreinte du cachet épidémique, il y a loin de ces formes et de leur physionomie bien connue au véritable caractère du mal indien. La gastro-entérite la plus promptement intense ne pourra jamais être comparée à une attaque foudroyante cholérique. Des rapports de concomitance, quelques complications accidentelles ne peuvent tromper que des esprits prévenus, et il suffit de l'observation attentive des faits, pour apprécier toute la distance qui séparera toujours la maladie asiatique, de toutes les nuances gastro-intestinales avec lesquelles on a voulu la confondre.

C'est donc une erreur évidente de placer le siége du Choléra dans le canal intestinal. Le docteur Barré a pour lui autant de raison de l'attribuer aux organes glanduleux, le foie, les reins, dont il paralyse instantanément les fonctions : les phénomènes gastro-intestinaux étant consécutifs à cette action première. D'autres auteurs, sans plus de fondement, l'ont fait consister dans une lésion des systèmes ganglionnaire et cérébro-spinal (1); dans un affaiblissement des contractions du cœur (2) ; dans une entéralgie (3); enfin on l'a comparé tour-à-tour à une éruption psorique ou pustulo-granuleuse du tube digestif (4), et à une miliaire intestinale, analogue à la miliaire cutanée (5). Mais les lumières de l'anatomie pathologique, ainsi que le reconnaît le rapport de l'Académie nationale de Médecine de Paris, nous laissent malheureusement sans guide dans la recherche du siége et de la nature de la maladie; et les méthodes thérapeutiques, basées sur des lésions purement négatives, ne présentent qu'incertitude. Au point de vue anatomico-pathologique, les effets restent bien au-dessous de la gravité de la cause qui, par un renversement dans les termes, en a souvent usurpé la place. Que Broussais, pour être fidèle à ses précédents, veuille faire rentrer de force le Choléra dans un cadre tracé

---

(1) Delpech, M. Pinel.
(2) M. Magendie.
(3) M. Andral.
(4) MM. Serres, Bouillaud.
(5) MM. Ducros, Martin, Giraud, P.-M. Roux (de Marseille).

d'avance ; que, nouveau Procuste, il étende sur son lit
cette individualité morbide, on le comprendra sans
peine ; mais peu de véritables observateurs voudront le
suivre sur ce terrain de l'exclusivisme systématique.

II. Le désir de pénétrer l'inconnu, surtout lorsqu'un grand résultat peut être la suite, a excité l'imagination de quelques médecins vers des rapprochements que semblaient justifier des aspects insolites de la
maladie. Des individus robustes, à la fleur de l'âge ont
été subitement frappés comme par la foudre. Quel agent
a produit des effets si promptement délétères ? Parcou-
rez les modificateurs les plus énergiques de l'économie :
il n'y a rien dans l'air, rien dans les aliments et les bois-
sons, tout est resté calme autour de l'individu ; la nature continue à étaler ses pompes, à prodiguer ses sou-
rires. Alors, en rapprochant cet accident de l'action
connue des agents impondérables, le plus actif parmi
eux est le seul capable de produire d'aussi rapides effets. Voilà, sans doute, la filiation d'idées qui a amené
cette conclusion. Ainsi, les partisans du choléra *élec-
trique*, comme ceux du choléra inflammatoire, ont complètement perdu de vue le véritable point de départ de
la maladie. Pour eux, chaque localité est devenue autant de petit centre de création indépendant. C'est bien
le Choléra indien, avec tout son cortége de symptômes
pateugnomoniques, on ne saurait le nier ; n'importe !
ce type étranger, si fortement caractérisé, cette figure
asiatique à laquelle nulle autre ne ressemble, tout cela
s'est produit spontanément en tous lieux et de toute
pièce.

Cette contradiction suffirait pour juger de tels systèmes : les arguments employés pour étayer le dernier n'ont pas plus de valeur rationnelle.

L'influence de l'électricité sur tous les corps de la nature, le rôle qu'elle joue dans l'accomplissement des phénomènes vitaux, sont des faits hors de doute ; mais sa présence dans l'économie a ses limites ; ce n'est qu'en détruisant l'équilibre des fonctions principales qu'elle peut aller au-delà. Or, un agent dont l'action est permanente, ne pourrait s'élever à ce degré de puissance sans compromettre la vie à chaque instant. Ce qui se passe aujourd'hui, pourquoi n'est-il pas arrivé plus tôt et cessera demain de se produire ; ou mieux, pourquoi la maladie a-t-elle commencé ; pourquoi finirait-elle ? Si la marche du Choléra étonne et déroute la science, un courant électro-magnétique, produit spontané du sol, ou bien franchissant sans s'affaiblir d'immenses distances, serait un fait bien autrement inexplicable. Les fluides impondérables, on le sait, tendent constamment à se mettre en équilibre avec les milieux ambiants ; comment, dès lors, les circonscrire sur un point, expliquer leur préférence pour certains lieux, l'immunité particulière à quelques autres, tout au milieu ou à côté du foyer de l'épidémie ? A quoi bon vos précautions hygiéniques ; l'électricité fera-t-elle de différence si vous habitez une maison saine ou un bouge infect ; si votre estomac est libre ou chargé d'aliments grossiers ? Si le corps humain, momentanément soustrait à l'action simultanée des autres forces, peut être livré exclusivement à l'électricité, comme le serait un point isolé, une bouteille de Leyde, de quel secours devient la médecine ? Il ne reste plus qu'à s'envelopper dans son manteau, de soie si vous

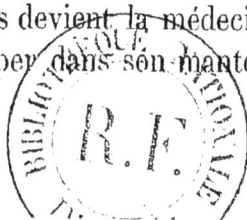

2

voulez, et à tomber avec grace comme un gladiateur antique.

Après la mort, pourquoi chercher dans les organes les traces matérielles des desordres fonctionnels ? mais d'avance, ne sait-on pas que l'électricité n'en laisse aucune ; que tout s'est passé dans le système nerveux, et que celui-ci ne laisse rien pénétrer de sa mystérieuse obscurité. Enfin, l'excitabilité musculaire persiste assez longtemps sur les cadavres des cholériques, tandis qu'elle s'éteint promptement chez les individus morts foudroyés.

La remarque faite à Moscou, pendant le Choléra, par M. le professeur Blumenthal, que les appareils condensateurs retiennent moins sûrement l'électricité, qu'un aimant perd notablement de sa force et que l'aiguille aimantée ne conserve pas son inclinaison habituelle, sont des faits trop vagues et qui n'ont, avec la maladie, qu'un rapport de coïncidence. Du reste, pendant les trois épidémies de Marseille, l'électromètre, fréquemment consulté, ne nous a pas offert le plus léger écart.

En l'absence complète de preuves expérimentales, l'Académie de Médecine de Paris reconnaît que les observations physiques et les faits cliniques manquent même pour la simple discussion de cette théorie.

Il est généralement reconnu que les agents météorologiques ne sont pour rien dans la production du Choléra, qui s'est partout montré réfractaire aux perturbations atmosphériques, aux latitudes, aux saisons, aux accidents et à la nature du sol. Tout ce qu'a pu faire la science, dans ses spéculations aventureuses, a été d'apprécier approximativement les circonstances extérieures, les influences locales ordinaires ou accidentelles, les prédispositions individuelles, et de baser sur ces données des préceptes hygiéniques, que l'expérience des faits devait se charger ensuite de sanctionner ou d'infirmer.

III. Nous dirons peu de chose des influences telluriques qui reproduisent les mêmes arguments et soulèvent les mêmes objections que l'électricité. L'isomérie des couches terrestres, les lignes isothermes et isodynamiques, loin de servir de lien conducteur, de marquer l'itinéraire du Choléra sont en opposition manifeste avec un grand nombre de faits contraires, et prouvent, une fois de plus, la faiblesse des opinions préconçues. Dans cette immense course au clocher, il lui est sans doute arrivé plus d'une fois de s'arrêter sur des points offrant des analogies ou des identités géologiques, sans que ces accidents constituent des nœuds de vibration se correspondant entr'eux, et capables de développer ou seulement de transmettre une maladie si terrible.

Nous terminerons ce que nous avons à dire sur les agents impondérables et les influences telluriques par le rapprochement suivant, emprunté au *Bulletin Thérapeutique*, tom. 4, p. 197. Il résulte de la comparaison de la constitution atmosphérique de Paris, pendant le 1er trimestre de 1832, avec celui de 1833, que ces deux périodes n'ont jamais offert une plus complète uniformité. Chacun a été frappé de cette ressemblance. Pourtant une différence frappante sépare ces deux années ; elle vient du caractère *épidémique* du Choléra en 1832, tandis qu'à la même époque (1833), cette affection n'a pas renoncé au caractère *sporadique*. De l'absence du retour du Choléra en 1833, malgré les rapports les plus étroits de cette époque avec celle de la première invasion, nous tirons cette conclusion que dans la production du Choléra épidémique *il entre un élément étranger à l'action ordinaire de l'atmosphère.*

IV. Les gaz délétères, les effluves échappés d'un foyer de décomposition organique, peuvent devenir cause de maladies mortelles. Mais ici, comme dans les deux hypothèses précédentes, il faudrait admettre autant de foyers de dégagement qu'il y a de lieux infectés, circonscrire la force d'expansion de ces gaz et leur accorder une permanence qu'ils ne conservent qu'un moment. Dans toutes ces explications on doit remarquer cette persistance à vouloir soustraire aux causes ordinaires leur puissance réelle pour en doter des agents souvent inoffensifs : ce n'est pas en bouleversant les lois de la nature qu'on parviendra jamais à lui dérober ses secrets.

Les gaz accidentellement mêlés à l'air ont un foyer appréciable, dont les effets limités sont proportionnés à l'intensité de leur cause. La faible quantité de vapeurs ammoniacales qui s'y trouve constamment, a été reconnue être le résultat de l'union de l'azote atmosphérique avec l'hydrogène naissant (1). Cet ammoniaque est absorbé par les végétaux dont il active le développement. Du reste, l'eudiométrie la plus scrupuleuse n'a encore saisi dans l'air, pris au foyer de l'épidémie, que les élements ordinaires, tandis que la présence d'un nouveau gaz n'eût pas manqué d'être signalée.

V. Les miasmes réunissent le plus grand nombre de partisans. Leur place est marquée immédiatement après

(1) Expériences de M. Collard de Martigny.

les gaz délétères à cause de leur analogie d'effets. C'est qu'aussi, il faut en convenir, il n'y pas d'agent qui se prête mieux à toutes les métamorphoses. Avec eux la marche du Choléra cesse d'embarrasser, sa transmission devient facile, les contagionistes peuvent déployer leurs franches coudées. Par malheur, les miasmes ont l'inconvénient de leur fournir des armes exclusives, et de devenir ainsi à l'usage unique des uns, au lieu de rester l'expression d'un fait général. Degagés du rôle parfois incompréhensible qu'on leur attribue, ils peuvent agir sur nos organes en vertu de leur caractère chimique ou physique, en formant une combinaison, ou en causant une décomposition semblable à celle qui les a produits. Ils doivent donc être acceptés comme un inconnu représentant, d'une manière abstraite, des états divers de la matière ou seulement l'effet d'une force. Car, malgré les auteurs qui ont affirmé pouvoir les saisir (1), et l'hypothèse hasardée qui leur donne une forme telle qu'ils s'attachent de préférence à certains corps (2), la manière dont on a expliqué jusqu'ici leur mode d'action n'est rien moins que rigoureuse et concluante.

Quant aux *miasmes voyageurs*, il faudrait les supposer perpétuels, inaltérables, toujours identiques. Sans un moyen de *régénération*, de *révivification*, on ne pourra jamais expliquer comment il se fait qu'une ma-

---

(1) MM. Thénard, Dupuytren, Julia Fontenelle. — Premier Mémoire sur la possibilité de constater l'existence des miasmes, lu à l'Académie des Sciences, le 4 août 1834, par M. Boussingault, doyen de la Faculté des Sciences de Lyon.

(2) Il est à remarquer que les substances dites *contumaces*, ou susceptibles d'être temporairement dépositaires des miasmes, sont toutes de nature organique, et peuvent, par conséquent, être elles-mêmes dans un état d'altération plus ou moins avancé.

ladie partie de l'Inde, conserve, après une aussi longue
période de temps, à d'aussi grandes distances et à travers tant d'influences contraires, son caractère primitif.
Du virus vaccin, transporté au loin avec précaution,
agit, comme le ferment, en se régénérant à chaque ino-
culation nouvelle. Les infusoires rotifères qu'on rap-
pelle à la vie, après plusieurs années qu'ils en semblaient privés, conservaient une vie latente. Il ne
suffit pas, pour baser un système, d'établir une con-
cordance entre certains faits en négligeant tous les
autres : à défaut de preuves démonstratives, il faut
avant tout ne pas choquer trop ouvertement la vrai-
semblance et la raison.

VI. Les travaux des naturalistes modernes ont
considérablement agrandi le domaine des êtres infini-
ment petits. Les zoologistes français, aidés des investi-
gations patientes et laborieuses des savants allemands,
ont montré des myriades d'animalcules infusoires, des
microscopiques, vivants ou fossiles, partout où il y
a une goutte d'eau (1), dans les profondeurs de la
terre (2), et jusques dans les pierres les plus dures (3).

(1) Les eaux stagnantes sont quelquefois colorées en rouge par des
infusoires; la neige rouge, la phosphorescence de la mer, doivent leur
origine à une cause semblable.

(2) Les infusoires fossiles forment des couches de 16 à 28 pieds de
profondeur. La farine d'infusoires de Kliechen servit longtemps d'aliment. On se nourrit encore en Suède de celle du lac Lillbaggsion. —
On a estimé à 41 millions le nombre de ces petits animaux que contient
un pouce cube.

(3) M. A. de Brongniart, sur l'existence des fossiles microscopiques
dans les roches en apparence homogènes. *Annales de Chimie*, t. 57,
1834. — Les tripolis de Bohême, de Toscane, de l'Ile de France, de
Cassel, sont formés d'infusoires à carapace siliceuse; la pierre à fusil

L'homme les rencontre dans ses aliments, dans l'eau qu'il boit, dans l'air qu'il respire. Le nombre incalculable d'êtres qui ont vie est véritablement propre à effrayer l'imagination ; leur multiplication est prodigieusement active (1).

Les micrographes ne se sont pas contentés de signaler l'existence de ces atomes vivants dont quelques uns, tels que les monadines, n'ont pas plus de la quinze centième partie d'un millimètre ; ils ont pénétré dans leur structure intime et décrit, avec une patience admirable, les organes qui les composent. Les formes les plus bizarres, variées à l'infini ont posé devant l'objectif puissant du microscope, devenu, entre leurs mains, une baguette magique évoquant, aux yeux étonnés, les créations fantastiques d'un monde nouveau.

D'autres investigateurs non moins habiles ont décrit ces milliers de zoophites, dont les dépouilles solides forment, au sein des mers, des îles entières. Enfin les soixante et dix-huit mille espèces d'insectes (2) ont pris place dans leurs immenses travaux.

Mais si les portions solides et liquides de la terre,

en laisse voir dans son intérieur. Le minerai des marais, la pierre à polir de Bilin, sont composés presque exclusivement de débris de *gaillonella ferruginea*.

(1) Dans l'espace de quelques jours il peut naître plusieurs millions d'individus soit par des œufs, soit par division. G. Ehrenberg, Dujardin, sur les organisations inférieures. — Un puceron lanigère produit dix générations vivantes par an, et une ovipare. La dixième génération donne un quintillion. Si l'on ajoute à ce nombre, dit M. Tougard, la génération ovipare, on aura un résultat trente fois plus fort. M. Ch. Morren, *Annales des Sciences naturelles*, 2ᵉ série, t. VI, Zoologie,

(2) M. Beudant.

ont fourni leurs innombrables phalanges à cet immense dénombrement, il s'en faut de beaucoup que les mêmes recherches aient été entreprises dans les espaces plus étendus de l'air. Parmi les couches atmosphériques qui entourent immédiatement le globe, l'histoire naturelle n'a fait que glaner ; elle n'a su atteindre que les êtres qui, par leur volume, sont accessibles à nos sens ; mais les véritables microscopiques de l'air ont à peine été soupçonnés et attendent encore un historien. Personne, que nous sachions, n'a tenté cette découverte hardie, mais non pas sans intérêt et sans résultats. Est-ce à dire pour cela qu'ils n'existent pas, et que la puissance de nos instruments, aidée d'une méthode rationnelle, ne pourra jamais les atteindre ? nul ne voudrait l'affirmer. L'analogie et l'induction jalonnent la route ; et il est raisonnable de penser que, tandis que la vie animale apparaît partout si pleine, si féconde, le vaste champ des airs n'est pas le seul privé d'habitants. L'immense chaîne qui commence aux astres et finit à la dernière molécule organisée ne saurait être interrompue ; car la loi qui a présidé à la série des créations et à la distribution des espèces, est un tout continu, harmonique, et là où l'on croit apercevoir un espace vide, c'est que la science ne l'a pas encore rempli.

Mais quelle voie encore inexplorée tentera celui qui, le premier, voudra saisir des êtres presque moléculaires ? Quelle boussole guidera ce nouveau Christophe Colomb, à la recherche d'un inconnu à travers l'océan des airs ? Le génie de l'homme ne connaît pas de limites dans le temps ; un jour, peut-être, devant lui, l'espace reculera indéfiniment les siennes.

Quoiqu'il en soit , des auteurs anciens et des auteurs
modernes (1) ont admis l'existence des animalcules
comme cause primitive et essentielle de maladies et
même du Choléra. Sans nous dissimuler ce que cette
opinion, spécieuse du reste, peut avoir de hasardé ,
nous comprenons qu'elle ait pu séduire quelques esprits, par la facilité qu'elle apporte à l'explication de
certains phénomènes des maladies transmissibles.
Après l'avoir mentionnée , et en attendant que les faits
se chargent d'en justifier ou d'en rejeter la valeur ,
nous lui laissons entières les chances qu'elle peut
avoir.

Tels sont les systèmes qui , par leur divergence ,
constituent le défaut d'ensemble des moyens de la
science et justifient nos critiques. Toutefois, ces efforts
tentés par des hommes honorables , pour soulever le
voile qui cache la véritable nature des maladies transmissibles , ne sont pas toujours des spéculations stériles. De leur concours , de leur opposition même ,
jaillissent parfois des aperçus nouveaux qui illuminent
la place de la vérité. Quelle que soit, du reste, leur
valeur scientifique , nous ne les enregistrons que
comme des points d'histoire médicale. Notre travail au
fond pouvait se passer de leur secours. En proclamant
la *prophylaxie sociale*, la solidarité des peuples contre

(1) Lancisi, Pouzin, Rasori, Raspail, etc. — Dans un deuxième Mémoire adressé à l'Académie des Sciences, séance du 23 octobre 1848,
M. Pontus, docteur ès-sciences à Cahors, considère le Choléra comme
produit par des animalcules, et propose, pour s'en garantir, les fumigations sulfureuses. — M. le docteur Pouchet annonce avoir trouvé,
dans les déjections alvines de quatre cholériques, une immense quantité d'infusoires microscopiques (Académie des Sciences, séance du
16 avril 1849).

les grandes épidémies, et la nécessité de leur association pour l'accomplissement des travaux humanitaires,
nous avons porté nos regards plus haut et plus loin.
Il nous eût suffi de constater ce fait incontestable, que
le Choléra, comme toutes les grandes contagions, a un
lieu d'origine spécial (1), qu'il est le produit des forces
déviées de la nature, et d'établir ensuite une corrélation
rigoureuse entre la cause et l'effet. Nous n'avons pas,
nous, de système à défendre, de nouveau remède à pré-
coniser. Que serait un palliatif de plus dans ce vaste
arsenal de traits impuissants ? L'insuffisance de la
science médicale, en présence du mal asiatique, n'est-
t-elle pas suffisamment constatée ? Mais si prévenir les
maladies, est plus glorieux et surtout plus profitable que
de les combattre, même avec succès, la prophylaxie sociale, l'hygiène des peuples, qui résume toutes les
sciences physiologiques, dominera la médecine de
toute cette immense hauteur.

(1) Le Choléra a pris naissance dans l'Inde, au milieu du delta du
Gange, sous le 23° parallèle septentrional; il appartient conséquem-
ment par son origine, comme presque toutes les autres contagions,
aux régions tropicales et aux contrées d'alluvions, avoisinant l'em-
bouchure des grands fleuves.   (M. Moreau de Jonnès.)

II

C'est sous l'empire des forces générales
que la matière générale devient la matière
propre des êtres particuliers.

(M. Victor Meunier, *la Phalange, revue de
la science sociale*, tom. 6 , 1847.)

De même que les substances organiques
ne sont que des combinaisons de substances
inorganiques, de même les phénomènes de
la vie, en ce qu'ils ont de matériel, ne sont,
selon toute apparence, que des phénomènes
physiques ou chimiques.

(*Considérations physiologiques sur la vie et
sur l'âme, lues à l'Académie de Médecine, séance
annuelle du 5 décembre 1848 , par M. Royer-
Collard.*)

Pour terminer l'historique des causes attribuées au
Choléra, il nous reste à mentionner une dernière théorie qui place les phénomènes des maladies transmissibles en général, sous un jour nouveau. Bien qu'elle
n'ait pas encore acquis toute la certitude d'une démons-
tration mathémathique, c'est celle qui, dans l'état actuel de la science, résume le mieux tous les faits , les
rattachant complètement à cette loi unique dont ils
paraissent dépendre ; explique, avec la même facilité ,

des points d'analogie que nous avons rencontrés et nos observations sur certains agents préservatifs. Avant de disposer les matériaux propres à l'édifier, il convient de déblayer un peu le terrain sur lequel doivent en reposer les fondements.

Longtemps et jusqu'à ce jour, a régné dans les écoles la croyance, que les corps organisés étaient régis par d'autres lois que celles qui assujettissent la matière : bien plus, que ces lois, qu'on a appelées force vitale, principe vital, autocratie de la nature, enfin propriétés vitales, étaient complètement antagonistes aux premières. Entr'elles la lutte était perpétuelle, jusqu'à la cessation de la vie, qui arrivait par l'abolition du principe vital : la maladie n'était que sa défaite momentanée.

Cette manière d'envisager les corps organisés, est une de ces erreurs que chaque jour le temps et l'expérience se chargent de démontrer. Il ne faut pas que l'habitude et le prestige de ce mot, force vitale, nous empêchent de considérer, sous le point de vue physique ou chimique, les métamorphoses que la matière organisée peut subir. Ce mot lui-même, n'exprime que l'ignorance où nous sommes des causes véritables de certains phénomènes des êtres animés. Sans doute ceux-ci, doués d'affinités plus nombreuses, plus puissantes, en raison d'une organisation plus complexe, éprouvent des modifications qui leur sont propres, un autre mode de résistance à l'action des agents extérieurs ; mais, en définitive, tous ces phénomènes, s'opérant avec des éléments identiques à ceux de la matière inorganique, n'obéissent pas à d'autres lois. Dans les actes physiologiques, les for-

ces physiques ou chimiques qui interviennent sont
appropriées à l'action spéciale de chaque organe, mais
non détruites.

Le sang, par exemple, est la plus complexe de
toutes les matières animalisées; c'est que la nature l'a
destiné à la reproduction de chaque organe, et lui
a précisément donné pour caractère essentiel d'obéir
à toute espèce d'attraction : aussi ses éléments sont
dans un état de métamorphose continuelle et toute influence perturbatrice suffit pour l'altérer plus ou moins.

La vie, la mort ne sont que des états relatifs, des
manifestations diverses, des transformations successives et réciproques de la matière, des points per-
pétuellement mobiles dans le cercle des êtres.

Mais c'est surtout dans les maladies que le jeu
des affinités montre une puissance presque absolue ;
car, une fois l'équilibre détruit, et selon que l'une de
celles-ci vient à prédominer, les matériaux de nutrition et d'assimilation prennent une marche exclusive,
et produisent selon les cas la pierre ou le diabètes,
l'ictère des nouveau-nés ou la cyanose. La colique
de plomb est inconnue dans toutes les fabriques de
céruse, où les ouvriers sont habitués à boire chaque
jour, comme préservatif, ce que l'on nomme la li-
monade d'acide sulfurique (quelques gouttes de cet
acide mêlé à de l'eau sucrée).

L'application de ces faits, acquis à la science, doit
dominer la théorie des maladies. « Une fois que la
science, dit M. Royer-Collard(1), a posé ce grand principe, savoir, que l'identité des éléments dans la matière

(1) Discours cité.

organique et dans la matière inorganique, implique nécessairement l'identité des forces dans l'une et dans l'autre; voilà les forces vitales singulièrement compromises, je veux dire ces forces imaginaires qu'on nous donne comme exclusivement propres aux corps organisés, n'ayant rien de commun avec les forces inorganiques et, comme on le disait naguère encore, habituellement en lutte avec elles. »

« Si l'on arrive ainsi sans trop d'efforts, poursuit le même auteur, à faire rentrer dans le domaine des affinités chimiques ces phénomènes si évidemment vitaux de la nutrition et de la sensibilité; si l'on démontre avec une égale facilité que, dans l'acte merveilleux de l'accroissement, c'est l'azote qui remplace l'azote, le carbone qui remplace le carbone ; qu'un enfant à qui l'on donne de la bouillie au lieu de lait devient rachitique, parce que la bouillie ne fournit pas à ses os trop mous autant de phosphate de chaux que le lait en aurait fourni ; si, en distribuant inégalement le calorique aux différentes parties d'un œuf soumis à l'incubation artificielle, on produit à volonté des monstruosités calculées d'avance ; si, par suite de tous ces renseignements si précis que nous empruntons à la physique et à la chimie, l'empire des forces vitales se restreint de plus en plus, quelles seront donc maintenant, parmi les actions organiques, celles qui n'offriront aucune analogie avec les phénomènes de la matière inerte ? »

« Tous les matériaux dont la charpente des êtres vivants est formée, ajoute M. de Humboldt (1), se

(1) Cosmos.

trouvent dans l'écorce inorganique. La description physique doit montrer tous les végétaux et les animaux soumis aux mêmes forces qui régissent les corps bruts, et signaler, dans les combinaisons et les décompositions de la matière, l'action des agents qui donnent aux tissus organiques leurs formes et leurs propriétés : seulement, ces forces agissent alors sous des conditions peu connues que l'on désigne sous le nom vague de *phénomènes vitaux*, et que l'on a groupées systématiquement d'après des analogies plus ou moins heureuses. »

Après avoir restitué aux forces générales de la nature , leur empire absolu sur tous les corps à quelque ordre qu'ils appartiennent, il nous reste à en faire l'application à notre sujet.

Il est une loi de mécanique qui se manifeste toutes les fois qu'une résistance suffisante ne vient pas la neutraliser, la voici : *Une molécule étant mise en mouvement par une force quelconque , peut communiquer ce mouvement à une autre molécule qui se trouve en contact avec elle.*

Cette formule, exprimée par Laplace et Bertholet, a été démontrée par voie d'expérience par J. Liebig (1), qui en a fait la base de la théorie que nous lui empruntons.

Or nous savons qu'un corps en décomposition , dont les molécules sont à l'état d'équilibre détruit, est en mouvement.

Si donc une molécule d'un corps en décomposition est introduite dans un mélange liquide qui en

(1) *Chimie organique*, introduction. 1840.

contient les éléments, elle déterminera dans ce mélange le mouvement dont elle est douée. Elle pourra se reproduire de la même manière que le ferment dans un suc végétal contenant du gluten.

D'autre part, il est démontré (1) que les matières animales en putréfaction, abandonnées à l'air ou appliquées sur des plaies vives, en communiquant au sang leur principe générateur, occasionnent des maladies souvent terminées par la mort. On connaît le danger d'une blessure faite avec un scalpel qui a servi à disséquer des cadavres décomposés. Les poisons absorbés n'agissent pas autrement ; le vénin des animaux, le virus variolique, rabique, syphilitique opèrent exactement d'après ce mode. La peste, le choléra, la fièvre jaune et les autres maladies transmissibles ne sauraient s'affranchir de la loi commune.

Les éléments du sang ainsi modifiés, donnent naissance à des produits d'une nature particulière qui, mis en contact avec celui d'un homme sain, y déterminent une décomposition identique avec celle qu'ils subissent eux-mêmes.

« Il est permis de soupçonner, dit Fourcroy (2), que les effets de la putréfaction doivent être attribués à l'action de la matière animale pourrie elle-même, qui, dissoute dans les gaz exhalés pendant la putréfaction, va porter sur les organes qui sont le foyer de la vie son principe engourdissant ou affai-

(1) Expériences de Colin.

(2) *Systeme de Chimie*, tom. 9, p. 109.

blissant , et verser dans le torrent des humeurs animales le germe ou le ferment putride qu'elles sont
si malheureusement disposées à recevoir. »

Toutes les substances susceptibles de transmettre
des contagions, sont dépouillées de leurs propriétés
par les mêmes agents qui s'opposent en général à
la fermentation et à la putréfaction.

Les contagions sont subordonnées à certaines forces chimiques qui se manifestent partout où elles
n'ont aucune résistance à vaincre. Elles se décèlent
par une série connexe d'altérations et de métamorphoses qui se transmettent à toutes les matières susceptibles d'éprouver une transformation semblable.
Ainsi, une substance animale en décomposition ou
un produit morbide né au sein des organes com -
muniquent leur propre altération à toutes les parties
d'un individu vivant qui sont susceptibles de la subir
de même, si toutefois ils ne rencontrent dans ces parties aucune cause qui les neutralise.

La reproduction du corps *provocateur* des contagions, dépend de la présence, dans le sang, des mêmes
matières auxquelles il doit son origine première, et
de celle d'une seconde matière qui soit susceptible
de se décomposer à son contact.

Toutes les maladies contagieuses naissent primi-
tivement du sang ; par conséquent, celui d'un homme sain contient l'élément de la décomposition du-
quel peut naître le corps provocateur. Si, par son
contact, celui-ci fait prendre un autre marche à l'acte
respiratoire, ou qu'il communique son état à la masse
du sang, il en résulte une maladie.

La prédisposition à être atteint d'une maladie transmissible suppose dans le sang d'un individu sain la présence d'une certaine quantité de cette seconde matière. A mesure que sa masse augmente, s'accroît aussi la prédisposition , puis la violence de la maladie dont les phases décroissantes suivent une progression semblable.

La quantité de ce deuxième corps susceptible d'être décomposé détermine l'état de *bénignité* ou de *gravité* , s'il manque tout-à-fait il n'y a pas de maladie.

La production dans le sang de ces matières prédisposantes peut être déterminée par l'âge (1), le genre de vie, la nourriture, la malpropreté, les privations et généralement par tous les modificateurs énergiques de l'économie.

« Les faits ci-dessus démontrent l'existence d'une cause nouvelle qui engendre des décompositions et des combinaisons : cette cause n'est autre chose que le mouvement qu'un corps en décomposition communique à d'autres matières dans lesquelles les éléments sont maintenus avec une très faible affinité. Les matières qui amènent ces décompositions n'agissent pas en vertu

(1) Dans l'enfance a lieu la prédominence alcaline, qui va en diminuant jusqu'à la vieillesse , où elle est remplacée par la prédominence acide. Par une tendance de sa nature , l'enfant appète les substances acides, ce qui est le contraire des vieillards. Chez le premier, les tissus plus mous, plus ammoniacaux , se décomposent plus facilement ; ils tendent à se condenser, à se solidifier chez le dernier, par la fixation de l'acide carbonique et de sels calcaires. Les productions anormales, les calculs, par exemple, présentent une composition différente dans les deux âges ; les phosphates de chaux, de magnésie dominent dans les uns ; c'est l'acide urique qui forme principalement la base des autres. L'*Antacido* des Italiens , le *Soda-Water* des Anglais, nos pastilles alcalines, ont pour but de combattre la prédominance acide. Cette différence dans quelques-uns des éléments du sang qui varie avec l'âge et suivant les individus, rend raison des contagions éruptives particulières à l'enfance.

de la nature chimique qui leur est particulière, mais simplement en ce qu'elles sont les mobiles d'une action qui s'étend au-delà de la sphère de leur propre décomposition (1).

Cette théorie des contagions, qui va nous servir à expliquer les phénomènes du Choléra, est entièrement conforme et implicite à celle de la plupart des médecins qui ont localisé la maladie dans le sang, se fondant sur l'altération qu'il éprouve. La majorité des praticiens, dit M. Foy (2), partage, comme il y a seize ans, cette opinion : *le Choléra est dû à un principe vénéneux qui, mêlé avec l'air atmosphérique et le sang dans les poumons, va porter l'altération dans toute l'économie.* Cette maladie provient de l'introduction dans le sang d'un principe particulier (*miasme, malaria*) qui n'a pas encore été déterminé physiquement ou chimiquement, et qui produit des symptômes analogues à ceux occasionnés par un empoisonnement violent (3).

L'ordre de faits que nous venons de rappeler, présente avec les phénomènes du Choléra une coïncidence si parfaite, chacune des périodes assignées à la maladie devient une confirmation tellement rigoureuse de cette identité, qu'il suffit de les comparer pour en demeurer convaincu.

L'invasion du Choléra, d'abord lente et bornée, s'agrandit ensuite tout-à-coup, et le mal revêt ce carac-

(1) Liebig, ouvrage cité.

(2) *Premiers secours aux cholériques*, Paris, 1849.

(3) *Note sur le choléra épidémique qui a sévi à Saint-Pétersbourg en 1848*, par le docteur Pelikan.

tère indomptable qui rend presque nuls tous les secours ; puis, arrivé à son apogée, et alors qu'il semblerait devoir s'accroître encore par le fait même de sa violence, il s'arrête brusquement, perd sa force et son intensité. Ses périodes se sont succédées à des intervalles constamment les mêmes, presque sans transition ; sa durée totale a toujours été renfermée à peu près dans les mêmes limites (1).

Ne doit-on pas voir dans cette régularité, dans cette constance, le résultat d'une loi générale, et ces phénomènes ne sont-ils pas de tout point semblables à ce qui se passe dans l'acte de la fermentation ? Dans un suc végétal qui fermente, la masse s'échauffe, bout et se refroidit après que la transformation des éléments est complète ; le liquide qui en résulte, épuré par cette métamorphose, perd la faculté de la subir de nouveau. Or, la fermentation putride des liquides animaux, en changeant l'équilibre de ses attractions élémentaires, rend l'individu qui l'a éprouvée une fois, moins apte à la contracter une seconde. Dans l'un et l'autre cas les phénomènes sont exactement semblables ; toutes les circonstances qui favorisent ou contrarient les uns, favorisent ou contrarient également les autres, si ce n'est que la première opération, ordinairement plus rapide, laisse dégager de l'acide carbonique, tandis que dans la seconde, c'est de l'azote qui se produit (2).

---

(1) D'après un relevé de quarante épidémies, observées dans quarante villes de Russie d'Europe (1847), le docteur Vérollot établit que la durée moyenne du choléra, est de cinquante-quatre jours, vingt-trois pour la période d'augmentation, trente-un pour la période d'état et de déclin.

(2) Dans une note adressée à l'Académie des Sciences, séance du

De ces faits on est en droit de conclure que la cause qui provoque les phénomènes de fermentation, de putréfaction, est la même que celle qui engendre les maladies transmissibles en général, et, qu'avec le concours d'influences déterminantes, elle est susceptible également de donner naissance au Choléra ; qu'enfin cette cause agit en vertu d'une loi, et que certaines substances, telles que les acides, les sels mercuriels, les huiles essentielles, empyreumatiques, le camphre, la fumée etc., qui s'opposent aux décompositions organiques, jouissent de la propriété d'en atténuer les effets ou d'en neutraliser la puissance

Mais là ne s'arrêtent pas les applications de cette théorie : le résultat d'un équilibre détruit, pouvant se transmettre aux organisations similaires, embrasse tout un système de nosologie, et peut apporter au diagnostic beaucoup de facilité et la plus grande exactitude. La thérapeutique surtout, y puiserait à pleines mains des indications prophylactiques et curatives, bien autrement précieuses que les formules de l'empirisme.

Essayons, en passant, de préciser quelques rapprochements.

Tout foyer de décomposition organique agit proportionnellement a son étendue, à l'intensité et à la nature des principes qui le constituent. Ces principes, selon qu'ils sont plus exclusivement fournis par des

---

2 octobre 1848, M. Burguières, médecin sanitaire à Smyrne, établit l'alcalinité de quelques humeurs dans le choléra. Il a trouvé chez les cholériques, la réaction acide normale suspendue à la surface cutanée et remplacée dans l'estomac par une réaction alcaline. C'est là sans doute, dit-il, l'indice d'une grande perturbation dans l'équilibre des sécrétions. Ce sont, nous ajouterons, des phénomènes qui accompagnent constamment la fermentation ammoniacale ou putride.

matières végétales ou animales, déterminent des effets
particuliers ; à la prédominance des premières se rat-
tachent principalement la fièvre jaune, les fièvres intermittentes ; les secondes engendrent plus spécialement
la peste, le Choléra. De leur mélange, dans des rapports variés, naissent toutes les nuances intermédiaires, les prédominances organiques et symptomatiques
souvent difficiles à diagnostiquer.

Les foyers de décomposition organique, résultant
des excrétions et des sécrétions déjà viciées dans l'é-
conomie, ou qui le deviennent, une fois au dehors, par
le seul fait de leur séjour prolongé dans un lieu circons-
crit, produisent les fièvres typhoïdes, pétéchiales, les
dyssenteries épidémiques, les typhus des prisons, des
camps, des hôpitaux.

Les maladies transmissibles elles-mêmes, acquièrent
d'autant plus facilement ce caractère qu'elles sont dans
une phase plus avancée, dans un état plus voisin de la
décomposition. On sait que c'est dans la période de des-
quammation, que la variole et les autres maladies éruptives sont principalement contagieuses.

Le produit d'altérations, souvent inaperçues, qui se
forme au sein des organes vivants et qui circule, pour
ainsi dire, avec la masse des liquides de l'économie,
devient le point d'origine des virus, des vices, des
maladies héréditaires de toutes les formes et de tous
les degrés.

La série nombreuse des maladies sporadiques, cor-
respond à autant de degrés corrélatifs d'altérations des
liquides et des solides de l'économie, depuis le plus
simple jusqu'à la désorganisation la plus complète,
en passant successivement par tous les intermédiaires.

Des phénomènes semblables se passent dans les végétaux, chez lesquels la pourriture se propage par une espèce de contagion. Du bois pourri, amène peu à peu le même état dans le bois vert avec lequel il est en contact. Les fruits, principalement ceux à parenchyme, présentent ce fait à un degré marqué.

Enfin, la putréfaction, seul caractère absolu de la mort de l'animal, comme la pourriture caractérise celle du végétal, est le dernier terme de cette série de métamorphoses. Sous l'influence des lois générales, les principes élémentaires, un moment désagrégés sur un point, vont se reformer sur un autre dans de nouveaux êtres, et dans ces alternences perpétuelles, la matière toujours mobile est toujours sujette, toujours subordonnée.

Toutefois, les décompositions organiques ne sont pas la seule application de la loi du mouvement moléculaire à l'organisme vivant. Toute cause physique et même morale, qui agit comme moyen perturbateur violent, en déterminant dans les liquides animaux, principalement dans le sang, un mouvement insolite, capable de troubler l'équilibre de leurs rapports moléculaires, est susceptible de constituer, d'abord une prédisposition si elle n'est pas trop considérable, ou même de provoquer directement une maladie. Il se passe alors, dans les fluides organiques, un fait analogue à ce qui a lieu dans une solution saline saturée. Sans qu'il soit besoin de la présence d'un nouveau corps, une cause extérieure, un simple choc, suffisent pour tirer le composé de l'état de repos, troubler l'équilibre de ses éléments et le précipiter sous forme de cristaux. Il en résulte un nouveau groupement moléculaire, de nouvelles

combinaisons. Ainsi, les fatigues corporelles et intellectuelles excessives, les sécrétions immodérées ou brusquement supprimées, une passion forte, un profond
chagrin, une frayeur vive et soudaine, une alimentation
insuffisante ou constamment mal saine, sont autant de
causes susceptibles de produire dans l'organisme des
effets analogues. Des condamnés à mort ont vu, dans
l'espace d'une nuit, leurs cheveux blanchir. Un chien
en fureur peut communiquer la rage sans l'avoir lui-
même (1). Nous avons observé des fièvres intermittentes et une infinité d'affections nerveuses, dues à des
causes morales ; un assez grand nombre de maladies
de la peau, de formes diverses (eczéma, psoriasis, etc),
produites par une grande frayeur. C'est sans doute en
vue de prévenir ce fâcheux résultat, ainsi que l'a con-
firmé l'expérience, qu'on ne manque guère, dans ces
circonstances, d'avoir recours à la saignée. Une diminution dans la masse sanguine, en facilitant le jeu des
affinités naturelles, est susceptible de rétablir l'équilibre détruit et de prévenir les effets de la perturbation
de ce liquide

Nous n'insisterons pas davantage sur ces faits que
l'expérience ne saurait contredire ; ils doivent servir à
modifier le traitement des maladies transmissibles en
général, et particulièrement celui du Choléra, jusqu'à
ce que, devenue la règle unique et largement appli-
quée, la prophylaxie sociale ait appris à les prévenir.

En attendant que l'humanité puisse s'abriter sous
cette égide toute-puissante, les faits ayant toujours leur
valeur, nous terminerons cet exposé par ceux relatifs
à la préservation dont ont joui quelques classes indus-

(1) *Journal des Connaissances utiles*, janvier 1837.

trielles, pendant les trois épidémies cholériques que Marseille a eu à subir.

Il résulte de nos observations et des renseignements dignes de foi que nous avons recueillis, que les ouvriers et ouvrières de la manufacture des tabacs de Marseille, n'ont éprouvé qu'une mortalité très peu sensible comparativement aux autres classes de la société. Les employés de différents grades n'ont compté ni malades ni morts.

D'après le recensement de 1831, la population fixe de Marseille s'élevait à 145,245 habitants. Ce chiffre, considérablement réduit par l'émigration (au moins d'un tiers), a fourni en décès cholériques, savoir :

Pour la 1re invasion . . .   865   ⎫
    2e   «   2,632   ⎬ Total, 5,023
    3e   «   1,526   ⎭

Ce qui donne, pour les trois invasions, 34,49 décès par mille habitants.

Le nombre des ouvrières employées à confectionner les cigares était, à cette époque, de 750 à 800, lequel multiplié par 3, produit 2,325. Sur ce nombre on a compté huit décès ; deux dans la première épidémie, cinq dans la seconde et un dans la troisième.

Ce total de huit morts sur le chiffre de 2,325, est dans le rapport 3,44 par mille ou : : 1 : 10, comparativement aux décès cholériques généraux ; il se serait élevé à 80,50, s'il avait suivi la progression numérique des autres classes de la population.

Le nombre des malades n'a pu être noté. Les cigareuses ne passent qu'environ dix heures à la manufacture, où elles ne se rendent pas lorsqu'elles sont

malades. Elles habitent loin de là et, pour la plupart.
les rues étroites et mal aérées des vieux quartiers.
D'après le témoignage des surveillants, ces huit cas
mortels doivent à peu près tous être attribués à des
imprudences commises par ces ouvrières, la plupart
jeunes filles, qui ne craignaient pas de marcher
nu-pieds, de rester le corps mouillé, de manger des
fruits verts et de se livrer à mille écarts de ce genre.

Les ouvriers tanneurs ont présenté des résultats
à peu près aussi satisfaisants.

Sur un personnel de 370, et pour les trois invasions
de 1110, on a constaté six décès ou soit 5,45 sur
mille. Par la même raison que pour les ouvrières
des tabacs, le nombre des malades n'a pu être connu.
Les tanneurs travaillent pendant dix à douze heures
par jour, dans des lieux bas, humides et présentent,
sous le rapport du logement, les plus mauvaises
conditions hygiéniques.

Mais les ouvriers qui ont joui de l'immunité la
plus complète, sont ceux des raffinneries de soufre.
Sur un nombre de 100, répartis en cinq raffineries,
formant pour les trois invasions un total de 300, sans
compter les maîtres et leur famille, il n'y a eu ni
malade ni décès cholérique, tandis qu'en suivant la
proportion générale, c'est 10,34 la perte qu'ils auraient dû éprouver. La plupart de ces ouvriers n'habitent pas les fabriques, où ils ne se rendent qu'aux
heures de travail, mais ils conservent sur leur corps
et sur leurs vêtements, une odeur de soufre qu'ils portent partout avec eux. Persuadés que les émana-
tions de cette substance, et principalement l'acide
sulfureux, étaient un préservatif du Choléra, leur sé-

curité était si grande, qu'ils ne prenaient aucune espèce de précaution hygiénique, et engageaient les
personnes effrayées, à venir avec eux aux raffineries
pour être préservées.

Nous avons encore à mentionner les nombreux ouvriers savonniers et ceux occupés aux fabriques de
soude factice, comme ayant joui d'une préservation
remarquable. Ainsi que les soufriers, ils croyaient que
les vapeurs chlorhydriques, ou celles qui s'exhalent
de la chaux pendant qu'on la délite (l'acide carbonique), étaient efficaces pour préserver du Choléra.

Ces faits indiquent que l'épidémie n'a pas sévi également sur toutes les classes de la société, selon leur
rapport numérique avec le chiffre de la population ;
que les substances âcres, styptiques, contenant du
tanin, tenues en suspension dans l'air ; que le soufre
principalement, à l'état d'acide sulfureux, les gaz
chlorhydrique, acide carbonique ont la propriété
de diminuer ou de neutraliser ses effets. Ceci confir-
me les remarques précédentes, sur la vertu des mêmes
substances à s'opposer à la décomposition des matières organiques.

Nous faisons des vœux pour que nos observations
ne restent pas isolées ; en attendant, nous allons citer
à leur appui quelques autres faits analogues qui mé-
ritent d'en être rapprochés.

Le premier est une lettre sur la propriété désin-
fectante des fumigations faites avec un mélange de
soufre et de nitre, adressée à la Société de Médecine
de Marseille, par M. le docteur Grapéron, résidant à
Théodosie (Crimée).

Théodosie, le 30 novembre 1821.

« Lorsque la Crimée était ravagée par la peste, j'arrivais dans ce pays ; le gouverneur, homme instruit, connaissant toute l'utilité dont pouvaient être les fumigations Guitoniènes, voulait les employer ; mais les matières nécessaires manquaient, et les endroits d'où l'on pouvait tirer l'acide sulfurique et le manganèse étaient occupés par les armées françaises, toutes les communications interceptées. Il me consulta sur les moyens d'y suppléer. Je pensai au soufre comme matière abondante dans le commerce et très propre à la désinfection. La lenteur de sa combustion me semblait être un obstacle à son emploi facile et énergique. J'imaginai de le combiner avec du nitre. Je trouvai, par expérience, qu'un cinquième de nitre et quatre cinquième de soufre, étaient les proportions les plus convenables pour obtenir une combustion assez rapide et qui ne s'arrête pas. Je fis fondre le mélange réduit en poudre, et je le fis couler dans des cornets de papier, d'où il sort facilement quand il est froid. On a, ainsi, des cônes que je faisais à peu près d'une once chaque, et qu'on peut allumer facilement par la pointe. J'ai recommandé d'en brûler un par toise cube d'air, de fermer les portes et les fenêtres, et de suspendre dans la chambre tous les effets qu'on voudrait désinfecter. Cette désinfection a été employée avec prodigalité par toute sorte de personnes, par les Tartares même, qui en demandaient. Aussitôt que ce moyen a été employé *la peste a cessé.*

L'usage en est facile, peu coûteux, chaque coût revenait, en Crimée, à un kopek ou à un centime de France. On en a brûlé 80,000 dans le seul district de Théodosie. L'effet en a été très-prompt et très-sensible. La confection de ces bougies ou trochisques est facile, prompte; leur transport sans danger, et tout le monde peut s'en servir. La bougie étant conique, il se dégage d'abord peu de gaz, et l'on a le temps suffisant pour s'en aller et fermer les portes.

«Aussitôt qu'une personne tombait malade de la peste, on la transportait au lazaret; on faisait déshabiller celles qui avaient comuniqué avec elle, on les faisait laver avec de l'eau et du vinaigre, on les revêtait d'habits non infectés et l'on désinfectait ceux qu'ils avaient quittés, ainsi que toute la maison, par les bougies, en en faisant brûler autant qu'il y avait à peu près de toises cubiques d'air dans chaque chambre. Très rarement ces personnes, très-suspectes de contagion, ont été affectées de la maladie.

« J'ai donné aussi quelquefois du soufre en poudre, à prendre intérieurement, à ceux qui me paraissaient devoir être plus certainement atteints de la contagion, un très-grand nombre y a échappé.

« Cet effet des fumigations de soufre et de nitre a été si marqué que, sur le rapport du gouverneur civil et de M. le comte de Langeron, gouverneur militaire de la province, Sa Majesté l'empereur de Russie, a bien voulu me récompenser. Je crois donc de mon devoir, dans cette circonstance, de faire connaître un moyen que je crois devoir être utile, et je ne puis mieux m'adresser qu'à la Société de Médecine de Marseille, pour le publier si elle le juge digne de paraître sous ses

auspices (1). J'aurais donné à cette lettre la forme
d'un Mémoire si le temps ne me pressait.

« *Signé :* GRAPERON , D. M. »

Enfin on a observé que plusieurs fabriques d'acide
sulfurique n'avaient pas de cholériques, ni les habita-
tions voisines placées sous le vent. La fabrique d'amor-
ces fulminantes du Bas-Meudon, où il se dégage beaucoup de gaz nitreux en a été exempte. En 1802, le
docteur Smith, fit cesser une épidémie des plus meur-
trières sur l'escadre anglaise, par le dégagement de ce
même gaz nitreux. Les Polonais avaient remarqué,
qu'après leurs grandes batailles contre les Russes
(1831), le Choléra diminuait ou cessait momentanément. J'ai brûlé, dit M. Harel, beaucoup de soufre et
de poudre dans trois maisons placées dans différents
quartiers de Paris, qui étaient un foyer d'infection,
il n'y a pas eu un seul malade.

(1) Cette lettre a été insérée dans l'*Observateur des Sciences Médicales*
2ᵉ année, tom. 4.

III

Les efforts de l'homme tendent impérieu-
sement à modifier l'ordre établi dans la
création.

(M. A. DE HUMBOLDT, *Cosmos.*)

Dieu cacha un trésor dans le travail.

(LAMENNAIS, *Paroles d'un Croyant.*)

Les grandes épidémies, pas plus que les autres
fléaux qui frappent l'espèce humaine, ne sauraient
toujours exister. Elles ne sont pas destinées à prome-
ner fatalement sur la terre leur pouvoir destructeur; ce
ne sont que des faits exceptionnels, de simples accidents dans l'histoire de l'humanité : comme ces maladies de l'enfance que l'âge fait disparaître. Les causes
qui les produisent, éclatent quelquefois subitement
après de grands bouleversements telluriques ou, aux
époques de subversion sociale, à la suite des guerres,
des famines; ou bien, elles s'amassent lentement et
pendant des siècles sur un point du globe, avant de
manifester leurs effets.

Les forces brutes de la nature, lorsqu'elles ne sont
pas au service de l'intelligence, produisent des effets
subversifs. Elles développent à la surface de la terre,
des altérations analogues à celles qui se montrent sur
les corps organisés. Il se forme aux embouchures des
grands fleuves, de vastes atterrissements qui vont crois-
sant sans cesse et qui, parsemés de surfaces d'eau sta-
gnante, recèlent dans leur intérieur une prodigieuse
quantité de débris de substances organiques végétales

et animales ; des milliers d'êtres vivants , insectes, vers, mollusques, reptiles , infusoires (1) ; des œufs , graines, semences, spores à l'infini. L'action constante de l'eau, de l'air, sous un soleil tropical, développent dans ces lieux des germes de corruption, qui quelquefois s'annoncent au loin sous la forme de brouillards méphitiques. La peste, le choléra, la fièvre jaune, les fièvres intermittentes paludéennes n'ont pas d'autre origine. Dans les temps ordinaires, ces effets sont limités à un certain rayon ; d'autrefois, sous l'empire d'actions inconnues, ils se répandent de proche en proche ou, se réfléchissant d'un point sur un autre, parcourent d'immenses espaces.

Une fois sorti de son centre de création, le Choléra s'arrête partout où il rencontre un aliment suffisant, des germes à féconder , les élémens similaires capables de le fixer. Son intensité, sa durée sont proportionnés à leur quantité ; sa fin , est leur épuisement. Ces éléments, qui sont toutes les substances organiques en décomposition, les grandes réunions d'hommes, existent plus ou moins nombreux dans chaque localité (2) ; seuls, ils n'auraient pu générer la maladie ; il faut, pour développer leur acti-

(1) D'après M. A. de Humboldt, les plus petits infusoires forment des couches vivantes de plusieurs mètres d'épaisseur sous le sol des contrées humides. — Sur 100 parties de limon du Nil, M. Lassaigue (Académie des Sciences, 22 avril 1844) a trouvé 2,80, acide ulmique et matières azotées.

(2) Tous les lieux habités, nos maisons, en renferment des quantités notables. Les membres de la Commission d'Arrondissement de la septième mairie de Paris, ont reconnu que les murs des chambres des logeurs étaient recouverts d'un enduit qui contenait des matières animales et un sel à base d'ammoniaque.

vité, une impulsion déterminante, l'étincelle qui doit allumer l'incendie : c'est le rôle que nous avons vu jouer à l'agent provocateur des contagions. Dans ce sens le Choléra est un produit local, mis en action par une cause étrangère, indispensable, et sans laquelle, avant comme après, tout effet cesse. Les circonstances qui favorisent son développement, et qui probablement lui servent de conducteur, sont toutes celles qui produisent les décompositions organiques : la chaleur, l'humidité, l'électricité, l'air, la pression atmosphérique ; toutes celles qui s'opposent à ces décompositions, lui sont contraires et peuvent devenir des remèdes (1). Ainsi se trouvent expliquées, de la manière la plus complète et la plus rationnelle, par la loi formulée précédemment, tous ces phénomènes si obscurs, si bizarres, si incompréhensibles d'origine, de transmission, de durée ; de cessation ; et les préférences locales et l'antagonisme ; ainsi les lois ordinaires suffisent à l'interprétation des faits, et pas n'est besoin d'en inventer de nouvelles ou de troubler l'harmonie de celles qui existent.

Les contrées ainsi abandonnées, depuis des siècles, à l'action des causes destructives, sont devenues, qu'on nous permette la comparaison, autant de vastes ulcères sur le corps de la planète que nous habitons, et qui elle aussi a une individualité propre ; d'immenses plaies gangréneuses, foyer perpétuelle-

(1) Les excès de température opposent un égal obstacle aux contagions et à la fermentation putride. La peste cesse, en Egypte, aux époques de la plus forte chaleur. Une température d'environ 60° centigrades, produit la désinfection des objets contaminés.

ment actif, d'où s'échappent incessamment et à flots
les germes d'une corruption dévorante.

Pour saisir un point d'analogie frappant avec ce qui
se passe au voisinage de ces lieux insalubres, il nous
faut quitter un moment cette scène, aux vastes proportions, et pénétrer dans les salles d'un hôpital : les mêmes phénomènes vont se reproduire en miniature sous
nos yeux! Des malades (quelquefois un seul a suffi),
atteints de plaies suppurantes sont renfermés dans un
lieu peu spacieux, l'air s'y renouvelle avec peine, les
soins de propreté font défaut, le thermomètre marque
les jours caniculaires. Sous l'influence de ces causes
réunies, aidées ou non d'un écart de régime des malades, une tache grisâtre, accompagnée d'une douleur
vive, envahit promptement les plaies; bientôt elle s'étend
à toute leur surface ; les bords se durcissent et se ren-
versent, le mal fait de rapides progrès, la destruction
commence et la vie des malades est dans le plus grand
danger (1). *La pourriture* ou *gangrène d'hôpital* s'est
déclarée. Cet accident, qui se montre ordinairement
sous la forme épidémique, est un des plus graves qui
puissent compliquer les blessures.

Mais les mêmes causes persistent, et d'autres malades, quelquefois placés à une extrémité opposée de la
salle, ne tardent pas à éprouver de semblables désor-
dres, la pourriture d'hôpital les a gagnés. Enfin un
nouveau malade est introduit, et bientôt les mêmes
symptômes chez lui se manifestent. Et cette contagion

(1) Autour de toute plaie, et par suite de l'évaporation des liquides,
il se forme une atmosphère humide et fermentescible, qui ne tarde
pas à devenir un foyer d'infection miasmatique, où la plaie s'empoi-
sonne par contre-coup.

(RASPAIL, *Histoire de la Santé*, tom. 2, p. 252.)

pourra se propager aux salles voisines et s'étendre à
tout un hôpital, jusqu'à ce que l'isolement des malades et de meilleures conditions hygiéniques y mettent
un terme.

Entre ces deux extrêmes viennent se placer les pays
marécageux, autres ulcères à foyer plus restreint,
également susceptibles de franchir leurs limites ordinaires, avec tous leurs types d'intermittence, toutes les
formes pernicieuses, cholérique, algide, cyanique (1);
enfin les typhus des prisons, des hôpitaux, des na-
vires, ceux des armées, qu'Hildebrand appelait élo-
quemment *la peste de guerre.*

Partout où se trouve un foyer de décomposition organique, partout où existe une réunion d'hommes ou
d'animaux (2) s'élaborent, se préparent, s'accumulent
des germes de maladie. Les épidémies, qu'on les appelle
pourriture d'hôpital, fièvres intermittentes, typhus,
choléra, sont constamment l'effet immédiat de ces causes
et sont proportionnées à leur intensité, à leur nature,
à leur étendue. C'est ce qui explique leur préférence

(1) Dans notre pays marécageux, le choléra sporadique se trouve
si souvent mêlé aux symptômes de fièvres intermittentes pernicieuses, qu'on le dirait identifié avec elles. — *(Sur les fièvres intermittentes pernicieuses cholériques des marais,* par M. Meirieu, docteur-méde-
cin à Saint-Gilles-les-Boucheries (Gard.)

(2) Dans les vingt-quatre heures, chaque homme vicie, par la res-
piration, 453 pieds cubes d'air atmosphérique et une quantité au
moins égale par la transpiration. — Les dimensions d'une pièce dans
laquelle les hommes sont réunis pour passer la nuit ou pour séjour-
ner, doit présenter au moins 14 mètres cubes par personne. — Il est
généralement reconnu, dit Foderé, que les vapeurs qui s'élèvent
continuellement du corps de l'homme vivant, quoique en parfaite
santé, longtemps retenues dans le même lieu sans être dispersées
dans l'atmosphère, acquièrent une virulence singulière, et que,
dans cet état, elles deviennent la cause d'une fièvre très-contagieuse.
Telle est la cause de la fièvre des camps, des prisons, des hôpitaux.

pour les grands centres de population, et, au sein des villes, pour les quartiers insalubres, les maisons humides, mal aérées ou trop exiguës des classes pauvres de la société (1).

Mais que s'est-il passé dans les salles de l'hôpital, comment s'est propagée la pourriture ? Parmi les systèmes énumérés, lequel se chargera de transmettre la contagion ? Est-ce l'inflammation, sont-ce les fluides impondérables, les influences telluriques, les gaz délétères, les miasmes, les microscopiques ? Evidemment, aucun d'eux ne serait à même de justifier cette prétention. La loi du mouvement moléculaire des décompositions organiques, est donc seule capable de ce degré de puissance. Quelle que soit du reste la nature de l'agent qui opère ces transmissions et le mode d'après lequel il agit, certainement il est le même pour toutes ces maladies qui ont toutes une origine semblable : la similitude des effets dénote une similitude de causes.

Maintenant, lorsqu'on veut faire cesser la pourriture d'hôpital on isole les malades, on ventile les salles, on fait enfin de l'hygiène locale. Les fièvres paludéennes cèdent au dessèchement des marais, en donnant aux eaux une pente d'écoulement, en res-

(1) Une exploration consciencieuse a démontré aux Commissaires de l'enquête ordonnée par la chambre des Communes d'Angleterre pour déterminer l'état physique des grandes villes, que la part de mortalité due à l'influence des quartiers malsains et aux miasmes délétères qui s'y agglomèrent, peut être évaluée à 20 et même 30 % de la mortalité générale. De plus, il a été reconnu que l'écoulement des eaux, le pavage et le nettoyage de certaines rues de Manchester ont amené dans le chiffre des décès une diminution presque fabuleuse : de 110 la mortalité est descendue à 20. — Le docteur Laycock a constaté les mêmes résultats pour la ville d'York.

(*Revue Britannique*, janvier 1845.)

tituant à la culture les terres submergées ; contre
les divers typhus, ce sont encore les préceptes qu'en-
seigne l'hygiène que l'on applique avec succès. Partout et toujours, pour détruire l'effet, on attaque directement la cause première : SUBLATA CAUSA , TOLLITUR .
EFFECTUS.

Voulez-vous donc détruire certainement le choléra,
la peste, la fièvre jaune et toutes les maladies transmissibles enfin , qui ne sont que des termes différents de la même série, des individus de la même
famille sous des physionomies diverses , attaquez-
les pareillement dans leur source première ; et ici .
comme la cause a acquis une intensité prodigieuse,
des proportions colossales , que les moyens employés atteignent une puissance et des proportions
semblables ; proclamez hautement : *l'assurance mu-
tuelle des peuples contre les maladies générales.*, et
que la prophylaxie devienne *sociale , humanitaire* !
Cela vaudrait beaucoup mieux sans doute, que de lais-
ser les maladies se produire, afin d'avoir ensuite le
triste avantage de leur appliquer des remèdes le plus
souvent impuissants.

Le voilà donc trouvé le véritable remède du Choléra. Il est inutile d'en chercher d'autres , et d'épui-
ser, infructueusement, les productions des trois règnes
de la nature. Mais ici surgissent les obstacles : quelque radicale et absolue que soit notre recette, elle
paraîtra exorbitante aux yeux de bien des gens et
de beaucoup de médecins, qu'elle effraiera par sa
puissance même. Les esprits timides ne manqueront
pas de s'exclamer que c'est impossible. Impossible ,
allons donc!.... Gardez donc la peste, gardez le cho-

léra et ne vous plaignez plus de maux qui sont
votre ouvrage. Impossible! dites-vous ; ce mot est
l'éternel argument de l'incapacité et de l'égoïsme.
Mais ceci n'est pas autre chose qu'une question d'argent , avec le concours , il est vrai, de l'intelligence
qui conçoit et du cœur qui féconde les grandes entreprises. Or , une question d'argent est-elle donc
insoluble , et tous les jours ne voyons-nous pas
réussir des projets qui , tout d'abord , ont passé pour
des conceptions chimériques ?

Qui arrêtera la marche du temps? qui posera des
bornes à la puissance de l'homme aidée de l'esprit
qui vivifie?

Avec la millième partie des bras que le Choléra,
dans une période de vingt ans (de 1817 à 1837),
a enlevés à l'humanité (1) ; avec la millième partie des richesses qu'il a englouties ou empêchées d'être
produites ; avec la millième partie de ce qu'il est
actuellement en train de dévorer et ce qu'il dévorera

(1) Dans cette période, en ne comprenant que la première invasion
en Europe, plus de soixante millions d'êtres humains sont tombés
sous les coups du choléra, sur les trois quarts de la surface du globe.
L'Europe seule compte 803,070 morts, ou 3,97 par mille habitants.
Dans l'Indostan, la maladie a recommencé quatorze fois ses attaques
et a fait périr un habitant sur seize. On ne peut, dit M. Moreau de
Jonnès (*Rapport au Conseil supérieur de Santé sur le Choléra morbus pesti-
lentiel*, Paris, 1831) estimer le nombre de ses victimes, dans cette
région de l'Asie, à moins de 18 millions d'hommes; et probablement ,
depuis 1817 jusqu'en 1830 , elle en a enlevé, de Pékin à Varsovie,
deux ou trois fois autant.

Un médecin de l'hôpital de Moscou vient de publier une statistique
des ravages faits en Russie par le Choléra, dans les années 1847 et
1848. En 1847, le fléau fit 116,600 victimes sur 285,460 personnes
atteintes. En 1848, des 1,693,662 personnes atteintes, 669,998 ont
succombé. Le nombre des morts pour la Russie entière, pendant
chaque semaine de juillet 1848 , était de 80,000.

(*Gazette Médicale de Paris*, 10 février 1849.)

peut-être encore dans dix, dans vingt ans, on aurait et au-delà, de quoi assainir les contrées cholérisées qui le produisent. Si les gouvernements, à qui incombe l'initiative de cette grande entreprise, voulaient y dépenser seulement le quart de ce que leur coûtent, pendant un an, leurs armées improductives : si la science avec ses mille forces, ses milles leviers s'unissait à eux, dans une sainte croisade, pour fournir aux populations voisines des embouchures du Gange, la direction et l'or qui leur manquent, nul obstacle ne résisterait à leurs efforts. Une *armée sanitaire* (1) et quelques centaines de millions, voilà ce qui manque à l'humanité pour s'affranchir du tribut de cadavres qu'elle paie au Choléra. Jusque-là, il sera démontré que les pouvoirs, conservateurs des sociétés ont failli à leur impérieuse mission, et les peuples auront le droit de les accuser d'être les complices de cette immense calamité.

Et voyez comme les choses s'enchaînent providentiellement! Le mal remonte toujours un peu vers sa source. N'a-t-on pas vu, au plus fort de la terreur épidémique, le peuple, même le plus civilisé, sans autre preuve que l'instinct qui lui sert de guide, se défier des médecins, des agents de l'autorité et s'écrier *qu'on l'empoisonnait?* La voix du peuple est la voix de Dieu :

_____

(1) On a proposé des armées industrielles pour exécuter les grands travaux d'utilité publique. Les armées sanitaires auraient pour mission d'aller partout détruire les causes premières des maladies générales. Elles devraient être recrutées parmi les condamnés de tous les pays. Il serait juste que s'il y a un danger à courir, la société exposât, en première ligne, ceux de ses membres qui ont démérité, et qui trouveraient, dans l'accomplissement de cette œuvre sociale, une occasion de se réhabiliter.

cette accusation était intuitive, elle protestait, non
contre des méchants et des ennemis, mais contre l'in-
intelligence de la science et l'impéritie des gouvernements.

Il nous faut ici, pour l'intelligence de notre sujet,
remonter à des principes et à des considérations qui le
dominent; car les faits isolés n'existent dans la nature
que comme des exceptions, le mal physique et le mal
moral, quand ils se produisent, ne sont qu'une dévia-
tion temporaire aux lois de justice et d'harmonie qui
doivent finalement prévaloir.

Dieu a donné la terre à l'homme pour la cultiver, lui
faire produire abondamment tous les fruits à son usage,
l'assainir, l'embellir comme sa demeure; mais en lui
confiant ce riche domaine, en lui donnant le sceptre de
l'animalité terrestre, il n'a pas entendu installer un roi
fainéant, indigne de cette noble royauté. Afin de lui mériter cette faveur et de développer à la fois ses forces
physiques (1), ses facultés intellectuelles, son activité
passionnelle, il lui a imposé la loi du travail. Et il fallait
bien que l'homme reçût cette obligation, autrement il
n'aurait pu acquérir une valeur propre, se perfection-
ner, accomplir enfin sa destinée sur la terre. L'oisiveté
l'eût conduit à l'apathie et bientôt à une déchéance
totale (2).

La loi du travail, cette prière de l'être intelligent, ce

---

(1) La force musculaire des hommes civilisés, estimée par le dy-
namomètre, est notablement supérieure à celle des sauvages de
l'Amérique. Outre leur défaut de ressources, ces derniers opposent
moins de résistance aux influences morbifiques; la durée moyenne
de leur vie est sensiblement plus courte.

(2) Un homme oisif est un méchant commencé.
(SERVAN, *Discours sur l'administration de la justice criminelle.*)

qui le distingue de la brute, est donc nécessaire, providentielle ; elle marche parallèlement au développement de l'humanité. Mais, en attendant que la science ait dépouillé celui-ci du caractère répugnant qu'il conserve trop souvent de nos jours, elle constitue l'homme dans une lutte perpétuelle avec tout ce qui l'entoure. Ses efforts doivent être proportionnés aux obstacles ; chacun de ses pas dans cette carrière, est marqué par une découverte ou un progrès ; est une conquête sur la nature brute, le génie du mal. S'il s'arrête ou recule, le mal physique et le mal moral poussent en avant et débordent. Telle est la loi du travail.

Tant qu'il lui reste fidèle, l'homme sort vainqueur de toutes les luttes, il accroît ses richesses, multiplie ses jouissances ; il marche dans sa voie, il est heureux. S'il la transgresse ; s'il manque de foi dans sa destinée, il est hors de sa voie, il souffre.

Mala quæ patimur mala nostra meruerunt

Et la loi de solidarité, qui atteint les peuples aussi bien que les individus, fait qu'un mal qui prend son origine aux bords insalubres du Gange, vient moissonner par milliers ses victimes jusques dans les cités les plus élégantes et les plus policées de l'Europe. Ainsi l'homme est l'arbitre de sa destinée et porte la peine même des œuvres qu'il aurait dû accomplir. Il semble que les grandes calamités, la Peste, le Choléra, ces fléaux de Dieu, lui sont envoyés non pour le punir, mais pour l'avertir et le remettre dans sa voie dont il s'était écarté.

Les maladies sont des entités, des forces qui développent leur puissance en raison inverse de celle de l'homme. Il est à remarquer, en effet, que toutes celles qui attaquent les masses et revêtent un carac-

tère d'universalité, nous viennent des contrées où la
civilisation est en retard. La peste est importée de
l'Egypte barbare (1), alors qu'elle avait perdu son
antique gloire. Les Croisés rapportent la lèpre de
l'Orient. La petite-vérole passe d'Afrique ou d'Asie,
en Espagne, avec les Arabes qui l'envahissent. Les
premiers conquérants de l'Amérique, reçoivent le fu-
neste présent de la syphilis, juste punition de leurs
cruautés. La fièvre jaune, originaire des embouchures d'un fleuve d'Afrique, va camper sur d'autres
bords insalubres, au milieu des peuples nouveaux
de l'Amérique.

Et puis, comme pendant à ces produits matériels
des régions incivilisées de l'Orient, d'autres épidémies de cause morale, développées en Occident
pendant les ténèbres du moyen-âge, et qui donnaient
lieu aux aberrations mentales les plus singulières.
Nées sous l'influence des idées prédominantes et des
conditions sociales de l'époque, elles se propageaient
surtout par l'imitation et attestaient les forces mal
réglées de la commune intelligence. Ainsi, la cho-
rée ou danse de St-Guy, qui apparut vers 1374,
au milieu des populations de l'Allemagne ; le taran-
tisme, faussement attribué à la morsure d'une arai-
gnée et qui régna en Italie pendant plusieurs siècles,
principalement dans la Pouille, où il avait pris naissance ; la maladie nerveuse que les médecins Grecs
appelaient lycantrophie, et le vulgaire, loup-garou ;

(1) L'unique foyer de la peste qui soit au monde, c'est le Delta (du
Nil), parce que nulle part dans le monde vous ne rencontrerez ce
que vous rencontrerez dans le Delta : une terre étendue, égale, unie,
chaude, humide et *saturée de matière animale.*

(PARISET. *Mémoire sur les causes de la peste.*)

les hallucinés, les sorciers , les convulsionnaires et jusqu'aux camp-meetings des Américains , assemblées où l'on se livre à mille extravagances religieuses, et qui se trouvent placées sur cette étroite limite qui sépare la raison de la folie.

Partout on retrouve le génie de l'homme aux prises avec les forces brutes de la nature; l'intelligence , luttant contre l'ignorance et l'erreur. Les plus anciens peuples (1), avaient compris cette dualité, qu'ils avaient personnifiée dans *Orimaze*, principe du bien , et *Arimane*, principe du mal. L'un était le Dieu créateur , l'autre mettait son pouvoir à détruire. La mythologie nous la montre dans la fable d'Hercule, desséchant les marais de Lerne, et purgeant la terre des bêtes féroces. Et l'antiquité reconnaissante, en glorifiant le travail dans ses héros et dans ses dieux , a donné aux sociétés modernes ce grand enseignement : que la valeur réelle de l'homme, ce qui lui mérite la reconnaissance de ses semblables , et sans doute aussi les récompenses d'une autre vie , est proportionné à la part qu'il aura prise à la grande œuvre de l'humanité.

Mais la loi du travail, partout écrite dans la nature, n'est pas une loi stérile ; ce n'est pas une coupe vide aux mains d'un homme qui a soif. Partout à côté du labeur, elle a placé la récompense. Les marais desséchés, les rivières endiguées, les fièvres paludéennes disparaissent. La culture rendue à la terre ne produit pas seulement des moissons, mais équilibre les températures. Le reboisement des montagnes prévient l'effritement des sommets , la dénu-

(1) Les anciens Perses , *Doctrine de Zoroastre.*

dation des pentes , tempère les vents et féconde les sources. Il pleut en Egypte , depuis que des plantations considérables ont été faites. Et qui doute que les embouchures des grands fleuves intertropicaux désobstruées, les plages , aujourd'hui léthifères , assainies , n'auraient pour résultat immédiat la cessation de la peste, du choléra , de la fièvre jaune?

Toutefois, le travail individuel ne pouvant suffire, l'homme a besoin d'associer ses efforts à ceux d'autres hommes, afin d'exécuter en commun une œuvre commune ; car tous souffrent de la faute de chacun et de tous, et la solidarité qui étreint tous les membres de la famille humaine, est aussi bien la sauvegarde et le bonheur de l'individu , que la conservation et la prospérité des masses.

Et lorsqu'ensuite on compare ce qui est avec ce qui pourrait être ; quand on dénombre les forces de cette civilisation du XIXᵉ siècle, qui fait des choses si merveilleuses , on reste convaincu de la possibilité actuelle des grands travaux unitaires. Et puis après, l'étonnement et l'indignation vous dominent, en voyant toute cette puissance de création , cette forte sève qui déborde dans les mille raffinements du luxe, être absorbée par des œuvres mesquines ou égoïstes, de manière qu'il n'en reste plus assez pour empêcher l'homme de mourir de faim (1) ou d'être

(1) La *Fièvre de famine*. Sous ce nom , M. de Mersman (de Gand) a communiqué à l'Académie de Médecine de Belgique des détails du plus pathétique intérêt sur le typhus qui a exercé ses ravages en 1846 et 1847 dans les Flandres et les contrées centrales et occidentales de l'Europe, et qui sévit encore épidémiquement en Irlande, où la crise alimentaire est passée à l'état normal; partout enfin où a régné la disette, dont il est la suite fatale. S'il faut en croire, dit-il en ter-

emporté par le Choléra. Oh ! il y a là une dispa-
rate choquante, une humiliante contradiction , quelque chose qui confond la raison et afflige le cœur.
Et l'on appelle cela une société chrétienne, un peuple de frères ! Allons donc.... encore une fois. Pour
substils que vous les inventiez, vos raisonnements ne
pourront jamais nous convaincre. Avec son étalage
de philantropie, ses semblans de morale, votre société
n'est rien moins qu'impie et sans entrailles. Aussi
longtemps qu'elle n'aura pas assuré la vie et la santé
de tous les enfants de la grande famille humaine , on
aura le droit d'appeler sur elle l'anathème de tous
ceux qui souffrent ou meurent du fait de ses œuvres
mauvaises.

Les causes matérielles n'épuisent pas leur action
à produire les épidémies : une infinité de maladies
qui attaquent l'individu , leur doivent pareillement
l'existence. Au moment où le Choléra nous menace
de nouveau, dans ce travail d'actualité, nous ne les
suivrons pas dans les mille nuances de leurs effets ;
mais quelle que soit, du reste , leur forme ou leur
degré d'énergie , l'homme ne saurait avoir été aban-
donné à leur influence sans un moyen de leur
résister. Un tel procédé à son égard, serait sans
justice ; en douter·, serait blasphémer la Provi-
dence. Toute cause de destruction présuppose une
force de réaction capable de la dominer. L'homme
a donc reçu une puissance suffisante pour répous-
ser le mal ; cette puissance virtuelle, dont le travail

minant, les renseignements fournis par la *Gazette Médicale* de Paris,
17 février 1849, un million de victimes a déjà péri pendant cette période néfaste.

est l'instrument, il l'a en lui. C'est donc à lui à en faire un usage intelligent dans l'intérêt de sa conservation, jusqu'à ce que, par la dominance croissante de son action sur l'action extérieure, il se soit rétabli en harmonie avec les forces naturelles qui, actuellement, lui sont hostiles.

Nouveau moyen
d'analyser l'air atmosphérique.

Nous croyons devoir joindre à ce travail sur le Choléra, et comme y faisant suite, un moyen entièrement physique, qui nous est propre, d'analyser l'air atmosphérique.

Il n'est personne qui n'ait été frappé du défaut ou de l'insuffisance des procédés de la science pour saisir les matières étrangères, les corpuscules de toute nature qui, ordinairement ou accidentellement, flottent dans l'atmosphère. Jusqu'à présent, l'eudiométrie ne s'est proposé d'autre but et n'a obtenu d'autre résultat, que de déterminer la nature chimique des substances gazeuses qui entrent dans sa composition, et d'en apprécier les quantités relatives. Des procédés eudiométriques plus parfaits, ne pourraient pas davantage y trouver autre chose que ce que la chimie s'efforce d'y découvrir. C'est ainsi, que ceux employés jusqu'à ce jour, n'ont pas même signalé la présence de l'ammoniaque, et pourtant ce composé, quoiqu'en quantité très-petite, n'y manque jamais. On ne saurait donc rien conclure de tout ce qui a été fait, pour apprécier la nature des corps, autres que les gaz, qui peuvent exister dans ce milieu.

Cette insuffisance de l'analyse chimique nous a suggéré le procédé que nous allons faire connaître. Les partisans des microscopiques auront à leur disposition un moyen péremptoire de vérifier la valeur de leur théorie, et qui leur permettra de saisir dans l'atmosphère les substances les plus tenues. L'essai que nous en avons fait nous-mêmes n'a, il est vrai, rien eu de décisif à cause de l'imperfection de nos instruments ; toutefois, nous espérons qu'une expérimentation convenable pourra justifier nos prévisions.

Ce moyen consiste dans un appareil composé de plusieurs flacons à deux tubercules d'environ un demi-litre de capacité, emplis aux deux tiers de liquide et disposés les uns à la suite des autres sur un plan horizontal. Le premier flacon reçoit, par une tubulure, un tube terminé en entonnoir à sa partie supérieure, plongeant, par son bout inférieur, jusqu'au fond du liquide, et communique avec le second et successivement au moyen d'un tube recourbé qui, partant de la seconde tubulure, va aboutir au fond du second flacon, comme dans l'appareil de Woulf. Le dernier flacon communique, au moyen d'un tuyau de gomme élastique, avec une pompe pneumatique dont le jeu forcera l'air à passer successivement par tous les vases, en traversant les liquides qu'ils contiennent. Si, maintenant, la pompe est suffisante pour appeler des quantités de 1,000, 2,000, 10,000 mètres cubes d'air, celui-ci sera dépouillé, à son passage, de tous les principes étrangers qu'il contenait et qui resteront déposés dans les liquides.

Les expériences peuvent être variées de plusieurs manières, en changeant la nature des liquides employés.

L'eau distillée, l'alcool, l'éther, les huiles essentielles, les acides, les solutions salines, alcalines, etc., serviront de menstrues et seront autant de réactifs pour déceler la présence des corps que l'on aura l'intention de saisir. Ces liquides, soumis ensuite à l'analyse chimique, et principalement au grossissement d'un fort microscope, permettront d'apprécier la nature des substances qu'ils contiendront.

Nous ne faisons qu'indiquer sommairement ce moyen d'analyser l'air atmosphérique, comme on pourrait le faire d'un liquide donné. Sans prétendre avoir ouvert une voie nouvelle à l'expérimentation, nous le recommandons à ceux qui se livrent à ce genre de travaux.

⋆⋆⋆

CONCLUSION.

Les causes des maladies sont toutes ou MATÉRIELLES (1) ou SOCIALES : creusez bien, vous n'en trouverez pas d'autres.

L'intelligence humaine avait créé la science et les institutions gouvernementales pour, entr'autres intérêts, protéger la santé des peuples. Apparemment elle n'a pas encore crée la vraie science ni les bons gouvernements, puisqu'ils n'ont pas su la préserver du Choléra.

Avant l'invasion du Choléra, les médecins discouraient sur la cause première, la nature, le siége de

(1) Les forces et les agents de la nature ne sont, au fond, que des propriétés générales de la matière et ne peuvent exister sans elle.

la maladie ; ils ont discouru après, sans grand profit pour les malades

La mauvaise gestion de la planète par l'homme, developpe à sa surface des altérations morbifères, dont il est ensuite la première victime.

Le Choléra épidémique que nous avons subi, est bien le même que celui qui règne endémiquement dans le Bengale. Il a sa source première dans le delta marécageux du Gange.

Le seul moyen d'éviter ses atteintes, est d'étouffer le monstre dans son berceau. Tous les autres remèdes sont nuls ou insuffisants. On n'en trouvera jamais d'autre. Depuis plus de mille ans, en a-t-on trouvé contre la peste ?

Cette grande ENTREPRISE UNITAIRE doit être le résultat de *l'alliance des gouvernements avec la science* et de *l'association des peuples*.

Les peuples, comme les individus, sont SOLIDAIRES les uns des autres.

Dans les corps inorganiques et les corps organisés, les mêmes éléments sont mis en action par les mêmes forces.

L'équilibre détruit des décompositions organiques, détermine les mêmes altérations dans les organisations saines.

Toutes les épidémies sont le résultat des décompositions organiques ; l'agglomération des hommes et des animaux étant un fait implicite.

L'agent immédiat des contagions que l'on appelle *miasme*, n'est autre que les molécules d'un corps à l'état d'équilibre détruit ou en mouvement, agissant, au contact, sur un autre corps d'organisation similaire.

Ces effets sont dus à une loi. Le Choléra dépend de la même loi. Toutes les maladies sont-elles autre chose qu'un équilibre détruit?

Les seuls moyens prophylactiques locaux qui existent actuellement, sont de disperser les populations et de détruire, dans un périmètre considérable, tout foyer de décomposition des matières végétales et animales (1). CELA OBTENU, IL N'Y A PAS DE CHOLÉRA POSSIBLE.

Quelques substances, et parmi elles l'acide sulfureux, sont antagonistes du Choléra; ce sont les mêmes qui s'opposent aux décompositions organiques.

L'homme est l'arbitre de sa destinée; s'il souffre, c'est par sa faute. Son intervention intelligente est seule capable de maintenir l'harmonie des forces de la nature, et d'assurer sa conservation.

Tous les fléaux sont sur la même ligne et marchent en sens inverse de la puissance de l'homme; ils peuvent être prévus et évités.

LA LOI DU TRAVAIL EST LA LOI DE L'HUMANITÉ.

Notre procédé d'analyse de l'air atmosphérique pourra-t-il devenir pratique et fournir des résultats? Nous sollicitons une réponse des expérimentateurs compétens.

---

(1) Les gaz qui s'exhalent des matières animales et végétales en putréfaction ou qui sont le produit d'un état morbide, ont tous une odeur infecte et repoussante qui, en provoquant la réaction des nerfs olfactifs, semble avertir notre instinct de se tenir en garde contre les causes qui les produisent.

Après-propos.

Un jour la Prophylaxie remplacera la *médecine* ; elle sera à la fois *locale*, pour prévenir les maladies endémiques, et *générale* ou sociale, pour empêcher les épidémies de naître. L'homme recouvrera son état normal, la santé. Les maladies ne seront plus que des accidents, des exceptions. Alors les médecins, occupés à les prévenir, seront d'autant mieux rétribués qu'il y aura moins de malades.

C'est là notre idée.

Comme toute idée-principe, celle-ci est une plante en germe ; il lui faut le temps de lever, croître, porter et mûrir ses fruits.

La connexité de l'idée et du temps, leur marche parallèle et progressive, sont, du reste, une loi à laquelle sont soumises toutes les conceptions, à quelque ordre qu'elles appartiennent : leur succès est à ces conditions.

Si l'idée devance le temps, elle est incomprise, bafouée et court risque d'avorter.

Si le temps distance l'idée, elle est comprimée, étouffée jusqu'à ce qu'elle fasse explosion.

Il ne faut pas que l'idée mûrisse prématurément en serre-chaude ; ses fruits, avant terme, n'auraient point de saveur. Il ne faut pas qu'on la retienne enfouie profondément ; elle s'étiolerait et, faute d'espace, parviendrait trop tard à maturité.

Mais il faut qu'elle croisse librement, en pleine terre, à tout soleil, quand le temps est venu.

Quels que soient les obstacles, une idée vraie ne saurait périr avant son terme naturel.

Ceux qui veulent arrêter la marche d'une idée, on les appelle *immobilistes, arriérés, rétrogrades* et en politique, *réactionnaires*.

Ceux qui veulent la pousser avant le temps, on les appelle *impatients, novateurs, utopistes, révolutionnaires*.

Or, ni les uns ni les autres n'ont chance de réussir.

Ce qu'il faut, c'est que le temps ne manque pas à l'idée et que l'idée reste avec le temps.

L'esprit du temps, c'est l'esprit du sage ; et c'est à ces causes, que nous avons voulu répandre d'avance le germe de nos idées, afin qu'au temps venu, elles grandissent et portent leurs fruits.

Autre idée.

Le Choléra est cité à la *barre de l'humanité*, convaincu d'innombrables meurtres. La justice, l'humanité, la raison, ministère public nouveau, soutiennent l'accusation.

Ses défenseurs, les gouvernements et la science, sont à bout d'arguments.

La cause s'instruit.

Les peuples sont les juges. A eux appartiennent l'intelligence, le sentiment de la justice et cette logique du cœur, l'instinct du bien.

Attendons avec confiance le jugement

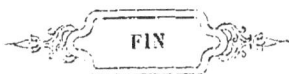

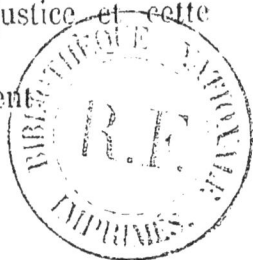

FIN